MANUAL DEL VISITADOR MÉDICO

Agente de Propaganda Médica

Hugo Pombar
Daniel G. Zukierman

MANUAL DEL VISITADOR MÉDICO

Agente de Propaganda Médica

Librería **AKADIA** Editorial

Hugo Pombar - Daniel G. Zukierman
Manual del visitador médico - Agente de propaganda médica - 4ta. ed.
Buenos Aires: Librería Akadia Editorial, 2018.
202 p.; 17 x 24 cm.

ISBN 978-987-570-203-5

1. Visitadores Médicos. Manual. I. Título.

CDD 615.1

Fecha de catalogación: 31/05/2012

Primera Edición: Julio 2003
Segunda Edición: Abril 2007
Tercera Edición: Junio 2012
Cuarta Edición: Marzo 2018

ISBN: 978-987-570-203-5

Paraguay 2078 (1121) Buenos Aires, Argentina
Paraguay 2065 (1121) Buenos Aires, Argentina
E-mail: editorialakadia@gmail.com
http://www.editorialakadia.com.ar

Hecho el depósito que marca la ley 11.723
Impreso en Argentina. Printed in Argentina

Prólogo

La Industria Farmacéutica es un sector de alta tecnología aplicada, en el cual la protección de la salud humana se convierte en su objetivo primordial. Por tal motivo, las empresas que integran el sector, invierten un alto porcentaje de sus ingresos en la capacitación y el entrenamiento de profesionales de distintas áreas, para que Argentina continúe creciendo y aportando recursos humanos especializados en un siglo XXI en constante evolución.

Hoy, más que nunca, el país necesita formar mejores profesionales dotados de modernas técnicas que les permita convivir en un contexto de alta competencia y dar rápidas respuestas al mercado de la salud.

El Manual del Visitador Médico representa, por su claro estilo de comunicación y selección de temas, una herramienta educativa indispensable para la capacitación, entrenamiento y perfeccionamiento del Agente de Propaganda Médica. A través de sus módulos de marketing farmacéutico y medicina, el alumno podrá adquirir valiosos conocimientos que, sin lugar a dudas, podrá aplicarlos en la práctica médica frente al profesional de la salud e insertarse con éxito en un sector empresarial en crecimiento, rentable y de fuerte proyección nacional e internacional.

Como Directora Académica de universidades privadas, agradezco a los autores la distinción de haberme ofrecido prologar el Manual, e incluir la obra como material de estudio en el Curso de Agente de Propaganda Médica, que se dicta en dichas universidades para beneficio de todos los usuarios.

Counselor Graciela Poste
Directora Curso de Agente de Propaganda Médica
Directora Asociada de la Consultora Marketing & Comunicación Emocional

Sobre los Autores

Prof. Dr. Hugo Pombar

- Doctor en Derecho (UBA)
- Especialista en Marketing Farmacéutico
- Diplomado en Coaching y Programación Neurolingüístico
- Orador y Comunicador en Seminarios, Cursos y Programas
- Director Asociado de la Consultora Marketing & Comunicación Emocional
- Director Diplomatura en Marketing Farmacéutico (Univ. Favaloro)
- Profesor Titular Módulo Marketing Curso APM (Univ. Favaloro)
- Profesor Titular Módulo Marketing Curso APM (Unnoba, Junín)
- Director Programa de Biotecnología de los Medicamentos (Univ. Favaloro)
- Ex Director Curso APM en Univ. de Palermo, Univ. Austral, Usal, Univ.Maimónides y Univ. de Luján
- Gerente de Marketing en empresas farmacéuticas nacionales e internacionales en Argentina y el exterior (Byk Gulden, Sanofi, Sintyal, Lederle, Elvetium, Raffo, Omega, Labopharma)
- Consultor en Canal Farmacia para empresas del sector Salud y Alimentos.

E-mail: mycpombar@hotmail.com

Dr. Daniel G. Zukierman

- Bachiller del Colegio Nacional de Buenos Aires UBA.
- Médico egresado de la Facultad de Medicina UBA.
- Ex Concurrente y Médico de Planta Honorario Primera Cátedra de Medicina Hospital de Clínicas "José de San Martín".
- Ex Ayudante de Cátedra y Adscripto a la Carrera Docente Primera Cátedra de Medicina Hospital de Cínicas "José de San Martín" Facultad de Medicina U.B.A.

- Especialista en Clínica Médica. Carrera de Médico Especialista en Medicina Interna SMI, AMA.
- Especialista en Nefrología. Curso Superior de Nefrología y Medio Interno, Facultad de Medicina U.B.A.
- Especialista en Medicina Legal. Carrera de Médico Especialista en Medicina Legal Facultad de Medicina UBA.
- Diplomado en Medicina Farmacéutica. Curso Superior Universitario Medicina Farmacéutica UCA.
- Ex Asesor Médico de Laboratorios Raffo S.A. Asesor Médico de Especialidades Medicinales Omega.
- Profesor Titular Módulo Medicina Curso APM. Univ. Favaloro
- Director y Profesor Titular Programa de Biotecnología y Medicamentos. Univ. Favaloro.

E-mail: dzukierman@gmail.com

Índice

Módulo 1

ÉTICO – PROFESIONAL

A.P.M. Concepto - Definición

El Agente de Propaganda Médica cumple con la función de promover y vender productos farmacéuticos o especialidades medicinales. Este concepto, considerado en sentido amplio, merece una mayor profundización que nos lleve a comprender cual es el verdadero rol del A.P.M.

Un A.P.M. es, en primer lugar, un profesional. Un profesional cuya función principal consiste en administrar un territorio o zona de acción representando a la empresa para la cual trabaja, con profesionalidad, esmero y cuidando los intereses de la misma.

Cuando hablamos de administrar, nos estamos refiriendo a asumir la responsabilidad total por los resultados del territorio asignado. Esto implica el hecho de fijar objetivos y cumplirlos, planificar sus movimientos con todos los clientes, que le permita optimizar el logro de los resultados, establecer relaciones durables con cada uno, conocerlos integralmente, a tal punto de poder identificar sus necesidades, satisfacerlas y estimularlas, conocer sus expectativas y hacer todo lo posible para superarlas.

Más allá del rol dentro de su territorio, el A.P.M. debe mantener una constante y excelente relación con el resto de la empresa, con sus compañeros y con el personal jerárquico. Debe cumplir con las directivas comunicadas por la Gerencia Comercial respecto a la aplicación de estrategias comerciales y a la correcta administración de los recursos destinados a la promoción de la cartera de productos. Debe mantener una actitud positiva frente a las sucesivas variaciones del mercado, recoger información sobre las empresas de competencia y comunicar todo aquello que, de acuerdo a su conocimiento, resulte valioso para facilitar el cumplimiento de los objetivos de la empresa. Para lograr todo lo expuesto, no alcanza con decir "soy un A.P.M. profesional" lo importante es "ser el mejor A.P.M. profesional". Juzgado así por los colegas, los clientes y la propia empresa. El buen A.P.M., el que está compenetrado con su tarea diaria, logra credibilidad y es considerado un interlocutor válido, en alguien que se puede confiar. En definitiva, el buen profesional es aquel que protege permanentemente la marca, su marca, representado por su nombre y apellido, aquel que lo distingue y que lo llevará a triunfar más allá de la función circunstancial que desempeñe.

Configuración de su Función Específica

Una de las funciones del A.P.M., es la de promover al médico u odontólogo las propiedades de un determinado producto, administrándole información sobre forma de presentación, posología, características , beneficios y otros que son de indispensable conocimiento para el profesional. Pero su acción de promover no termina allí, su objetivo primordial al promocionar un producto consiste en que el profesional lo prescriba (receta) y esta acción implica una verdadera venta. La actividad del A.P.M. es la de "venderle" al profesional la idea de que al recetar un producto de su empresa, éste se asegurará el éxito de su diagnóstico mediante un acertado tratamiento terapéutico. Esta clase de venta la denominamos "venta indirecta" –vendemos la idea o el concepto de recetar determinado producto sin necesidad de que pague una suma de dinero por ello–. Otra de las funciones del A.P.M. es la de vender productos farmacéuticos en forma directa. Esta acción la denominamos "venta directa". El A.P.M. habitualmente dentro de su territorio visita farmacias con la finalidad de recabar información sobre su actividad y, en consecuencia, también procurará vender físicamente sus productos –negociar , facturar, entregar mercadería , etc.– siguiendo pautas establecidas por la Gerencia Comercial para ésta actividad. El nuevo escenario comercial, convierte a la farmacia en un desafío de habilidad permanente en el rol del A.P.M. , ya que por éste canal de venta pasa gran parte del volumen de venta de la empresa. También concurrirá a cumplir con la acción de ventas en droguerías, farmacias de instituciones, sanatorios, clínicas y cualquier otro cliente autorizado por la Autoridad Sanitaria. Participará, además, en reuniones convocadas por actos de licitación –pública y/o privada–, concursos de precios y otros que interesen a la empresa.

Diferencias con otras Actividades

El A.P.M., como quedó aclarado, promociona y vende productos medicinales destinados al ámbito de la salud. Es un vendedor diferente, es un promotor especializado asimilable su función a la de un auxiliar de la medicina, pués debe recibir una constante formación científica (medicina) y técnica (manejo de reglas de comunicación). El A.P.M. necesita para el ejercicio de su profesión , una matrícula oficial otorgada por el Ministerio de Salud, que lo habilite para desempeñarse legalmente en la función. Este requisito más la preparación técnica – científica que recibe a través del curso de enseñanza, lo separa de otras actividades que tienen como objeto, la venta.

Los constantes cambios farmacotécnicos, la investigación y desarrollo de nuevos principios activos, hace necesario obtener una permanente y profunda capacitación para estar bien entrenados y ayudar al médico en la difícil tarea de diagnosticar y recetar correctamente.

La Industria Farmacéutica se diferencia de otros sectores o actividades, fundamentalmente en la utilización de los medios de comunicación. Otros sectores se comunican con el consumidor a través del uso de la publicidad masiva (prensa escrita, vía pública, radio, televisión, cine, etc.) ya que les está legalmente autorizado. Por el contrario, las empresas del sector farmacéutico disponen exclusivamente del A.P.M. bien entrenado para comunicarse con el profesional y vender, por la vía indirecta, las diferentes marcas que se ofrecen al mercado. Distinto es el tratamiento de los productos de venta libre, también conocidos bajo las siglas O.T.C. (over the counter) donde allí la legislación es más permisiva y ofrece la posibilidad de comunicarse – con algunas restricciones – con el consumidor.

Importancia de la Acción Profesional del A.P.M.

Las empresas tienen la necesidad de comunicar a los profesionales de la salud, toda la información acerca de los medicamentos que producen y, ante la imposibilidad –como dijimos– de disponer de medios masivos de comunicación, la figura del A.P.M. representa y se convierte en uno de los actores más importantes de este esquema.

Nexo de Unión entre la Empresa y el Profesional

El A.P.M., como rama auxiliar de la medicina, se convierte en el nexo o hilo comunicante entre la empresa que representa y el profesional que actúa dentro de su territorio. El A.P.M. le brindará asesoramiento integral sobre fármacos, ofrecerá bibliografía especializada, trabajos clínicos provenientes de centros de investigación científicamente reconocidos y material promocional para que el profesional pueda realizar su propia experiencia clínica. Esta tarea desarrollada por el A.P.M., adquiere una legítima trascendencia social, ya que la misma está estrechamente relacionada al área de la salud pública.

Información y Servicio

El A.P.M. cumple múltiples funciones en el ejercicio de su actividad profesional. Dos de ellas son prioritarias y excluyentes: información y servicio. La Información se desarrolla a través de la comunicación. El mensaje informativo deberá encontrar un espacio en la mente del médico para que éste, mediante la receta que emite, incremente las posibilidades de venta del producto ofrecido. La comunicación informativa que hace el A.P.M. es insustituible. No debe transformarse en un mero expositor de fortalezas del producto, recitadas de memoria esperando que el médico recuerde, debe comunicar mediante la utilización de modernas técnicas de ventas, marca, beneficios del producto, ventajas comparativas, propiedades terapéuticas, posología, presentación y toda otra información relevante que el médico deba conocer para recetar. Una buena información asegura la receta y el éxito de la entrevista.

El Servicio forma parte de la esencia del buen A.P.M. Es una forma de competir. Hay empresas que brindan un servicio extraordinario a través de presentación en congresos, becas de estudio, cursos y seminarios, etc. Otras no brindan gran servicio. Algunas prometen y no cumplen. El servicio es una forma de diferenciarse. El servicio que brinda el A.P.M. le asegura una óptima relación con el cliente, esto le permite, al menos, mantener un contacto fluído y agradable que dignifica su actividad.

Unidad 2

Profesionalidad del A.P.M.

El A.P.M. en el desenvolvimiento de su tarea específica, está expuesto a un sinnúmero de experiencias que involucra su trato con el profesional de la salud, los colegas de otras compañias farmacéuticas, el personal de la empresa en la que presta servicios, el farmacéutico cliente de su territorio y, ante todos ellos, debe mantener comportamientos o actitudes que pueden resultar positivas o negativas. Una actitud positiva es aquella orientada a ganarse la confianza y el respeto del cliente, que se manifiesta en: cumplir con la entrega de material bibliográfico sobre el producto y la especialidad del médico, facilitarle la información necesaria que aporte mayor conocimiento sobre determinada patología, entregarle muestras médicas para que pueda comprobar la efectividad terapéutica del fármaco, respetar la secuencia y frecuencia de visitas, no demorar la entrega del material solicitado por el profesional para su uso, etc.

Una actitud negativa, por el contrario, se manifiesta en: no entregar la literatura o el material biliográfico sobre el producto, no disponer de muestras médicas al momento del acto promocional y no llevárselas después de haber comprometido su entrega, no respetar la secuencia y frecuencia de visita –se pierde la estimulación del mensaje– , dejar sin aclarar una objeción presentada por el médico, dilatar respuestas, etc.

En conclusión, la actitud positiva es una disposición psicológica con que actúan diariamente las personas que desean tener éxito. Es una actitud frente a la vida y el trabajo. El éxito no se mide en dinero, se mide en realización personal.

Habilidades

En su tarea el A.P.M. debe desarrollar varias habilidades, entre las más importantes, destacamos las siguientes:

- **Habilidades en Comunicación**
  El A.P.M. es un comunicador. Debe entender, practicar y entrenarse en el conocimiento de las reglas básicas de la comunicación. Debe saber escuchar, debe saber que la comunicación de dos vías es la más efectiva, debe entender la importancia de la preparación para una buena comunicación, debe conocer la relevancia de los famosos "cinco minutos" que nos brinda el médico. Si no comunico eficazmente, no tendré éxito y tampoco alcanzaré los objetivos propuestos.

- **Habilidades Sociales**
  En su tarea, el A.P.M. debe establecer relaciones de largo plazo con otras personas, esa es la clave del éxito. Deberá hacerlo con todos los clientes que operan en su territorio. Deberá lograr que lo consideren un profesional, debe generar confianza y credibilidad. También deberá lograr una afinidad personal que le posibilite influir en las decisiones de los demás.
- **Habilidades de Negociación**
  En el trabajo diario, negociar será la rutina del A.P.M. Deberá negociar la prescripción de sus productos, negociar auspicios, becas de estudio y perfeccionamiento, asistencia a congresos, pasajes y, un conjunto de diferentes situaciones que se irán presentando en el día a día. Deberá negociar la entrada de su producto en un vademecum, negociar la venta en la farmacia para que no le cambien , en el mostrador, el producto recetado por el médico de su territorio, etc.
  Si al A.P.M. no se lo entrena para negociar y no desarrolla esta habilidad, tendrá dificultades para alcanzar los objetivos establecidos por la empresa.

Conocimientos

Cuando el A.P.M. está frente al médico, éste le plantea una serie de necesidades terapéuticas que esos médicos tienen y, por lo tanto, el A.P.M. deberá tener los conocimientos médico – farmacológicos que le permitan dialogar en un buen nivel con ellos. El conocimiento brinda seguridad. Si el A.P.M. no sabe, querrá entrar a la entrevista con el médico y hablar lo menos posible para evitar de que le hagan preguntas. Si no sabemos o no conocemos el producto que llevamos, nos costará establecer una relación de confianza y credibilidad . Tener un buen nivel de conocimientos y saber como comunicarlos, nos dará fuerza, confianza y seguridad y estaremos muy cerca de lograr nuestro objetivo: la receta emitida por el médico que sustenta nuestro trabajo profesional.

Lenguaje

El A.P.M. debe manejar en su tarea, un lenguaje altamente técnico. Cuando presentamos un fármaco, se supone que conozco fundamentos de farmacología, anatomía, fisiología, patología y, fundamentalmente, conoce de marketing, comunicación, psicología del comportamiento, técnicas de ventas, entre los principales elementos.

El lenguaje bien utilizado nos permitirá establecer relaciones duraderas con nuestro cliente ya que el lenguaje es la forma que tenemos de expresarnos. Mediante el empleo de un lenguaje correcto, todos los clientes le respetarán y le querrán escuchar.

Capacitación

Es, tal vez, uno de los elementos más importantes que todo profesional debe cultivar si pretende mantenerse vigente en esta atractiva profesión. Con el continuo desarrollo y avance de la ciencia, la tecnología, las relaciones sociales, etc., se torna imprescindible mantenerse al día para continuar siendo un profesional activo.

Las nuevas tendencias terapéuticas, los nuevos fármacos, las nuevas vías de comunicación como Internet, CD's, TV interactiva, multimedia, etc., obligan al A.P.M. a estar permanentemente al día con su capacitación. Es importante comprender que quien no se capacita, se está condenando a desaparecer. La capacitación no es un gasto, representa una inversión. El A.P.M. puede optar por cursos o seminarios sobre marketing farmacéutico, oratoria, negociación, comunicación eficaz, programación neurolinguistica, entre los de mayor relevancia.

Aseo y Vestimenta

Resulta negativa la imagen del A.P.M. (ambos sexos) incorrectamente vestido, desordenado en la elección de su vestimenta, la ropa desplanchada, el hombre utilizando aros, tatuajes en lugares visibles del cuerpo, como también el que hace lujosas ostentaciones que desvirtúa la imagen que realmente debe brindar. Por el contrario, es positivo observar al A.P.M. vestido con sobriedad, con los zapatos lustrados y su cabello prolijamente peinado. Es la imagen deseada que un A.P.M. profesional, además del resto de condiciones explicadas, debe ofrecer ante la vista de todos sus clientes.

Leyes que Reglamentan la Actividad Profesional del A.P.M.

El A.P.M. desempeña una actividad muy especial en la cual su formación médica – farmacológica, más la técnica que desarrolla para promocionar y vender, le permite exponer ante los profesionales de la salud, todo lo concerniente a las propiedades terapéuticas de los productos farmacéuticos que elabora el laboratorio al que representa. La actividad profesional que desempeña, lo convierte en el vínculo de unión e información entre la empresa elaboradora de especialidades medicinales y los médicos, odontólogos y farmacéuticos –entre los más relevantes–. La actividad está legitimada por leyes que reglamentan su ejercicio en todo el país con excepciones.

- **Ley N° 10.851**

En el territorio de la Provincia de Buenos Aires, la actividad del A.P.M. está regida por la Ley Provincial N° 10.851 y su Decreto Reglamentario N° 377/91. Esta ley fue promulgada por el Poder Ejecutivo de la provincia el 14/11/89. De la ley se desprende que el A.P.M., en el ejercicio de la actividad, brindará información médica relacionada con los productos medicinales que promueve en cuanto a composición, efecto terapéutico, tolerancia, posología, etc., exclusivamente al profesional autorizado por ley para medicar y recetar. Además, la ley faculta al A.P.M. para desarrollar tareas comerciales en Hospitales, Droguerías, Farmacias y otros canales de expendio habilitados, más las tareas de comercialización vinculadas a medicamentos de venta libre. Asimismo, siempre y cuando el laboratorio lo designe, podrá participar en Congresos o Jornadas médicas y otros actos de relevancia académica.

En el orden nacional , la profesionalidad del A.P.M. rige en las siguientes provincias, a saber: Chaco – ley 3.055 – Córdoba – ley 7.186 – Corrientes – ley 4.552 – Entre Ríos – ley 3.818 – Jujuy – ley 4.388 – La Pampa – ley 854 – La Rioja – ley 4.586 – Mendoza – ley 5.038 – Misiones – ley 2.280 – Neuquen – ley 1.841 – San Luis – ley 4.748 – Santa Fe – ley 9.597 – San Juan – Ley 5.844 – Santiago del Estero – ley 5.854 – Tucumán – ley 5.926- Las provincias son las responsables de ejercer el poder de policía. Esto implica el derecho de contralor de las distintas profesiones y actividades laborales.

Matrícula Habilitante

La habilitación profesional en la Provincia de Buenos Aires será otorgada por el Ministerio de Salud. El alumno que haya obtenido su Certificado de Estudios en Universidades o Institutos de Capacitación habilitados por el Ministerio de Educación para dictar el Curso de Extensión de A.P.M., deberá llevar el mismo al Ministerio de Salud de la Provincia de Buenos Aires para que éste le extienda la correspondiente matrícula que lo faculte para desempeñar legalmente la actividad.

Suspensión e Inhabilitación de la Matrícula

La matrícula del A.P.M. quedará suspendida, cuando éste pase a revestir como personal jerárquico de la empresa a la cual representa. Dicha suspensión se extenderá mientras ocupe esos cargos debiendo notificar dicha situación al Organismo competente dentro de los 3 días. La obligación de notificar dicho cambio de función, también le corresponde al laboratorio. El A.P.M. deberá entregar la credencial profesional hasta tanto continúe desempeñando el cargo jerárquico. Si el A.P.M. o el laboratorio omitiera dicha notificación, serán sancionados por el Organismo respectivo.

Renovación

El A.P.M. deberá renovar su Matrícula Profesional cada 5 años debiendo concretarse la misma dentro de los 60 días anteriores al vencimiento.

- **Matrícula Habilitante Ley 1.713**
  La Legislatura de la Ciudad Autónoma de Buenos Aires, sancionó la Ley 1.713 que rige la actividad de información médica referida a la composición, posología y finalidades tanto terapéuticas como científicas de especialidades medicinales con destino al consumo humano. Dicha actividad es ejercida por los Agentes de Propaganda Médica debidamente habilitados de conformidad con la presente Ley, en su condición de personal dependiente de laboratorios, empresas, distribuidores y /o

representantes de los mismos autorizados para producir y comercializar productos medicinales, siendo destinatarios de tal información los profesionales autorizados por la ley a prescribirlos.

La actividad enunciada puede comprender además temas de comercialización de medicamentos a farmacias, droguerías y otros canales de expendio autorizadas, en los casos en que la empleadora así lo indique.

Será la Secretaría de Salud quien inscriba en el Registro a los Agentes de Propaganda Médica, siendo su inscripción obligatoria para ejercer en la jurisdicción de la Ciudad Autónoma de Buenos Aires.

El art. 4ª de la Ley 1.713 señala que los requisitos para inscribirse como Agente de Propaganda Médica , son los siguientes:

a. Poseer título habilitante como Agente de Propaganda Médica expedido por establecimientos de educación terciaria y/o escuelas de capacitación reconocidos oficialmente.
b. Tener domicilio constituido en CABA
c. No tener la matrícula suspendida en otra jurisdicción.

La Ley 1.713 fue sancionada el 02/06/2005, promulgada el 07/07/2005 por el Decreto Nº 970 y publicada el 15/07/2005 por el BOCBA Nº 2233.

- **Ministerio de Educación, Ciencia y Tecnología**

  Luego de la sanción de la Ley nº 24.521 ha quedado claramente delimitado el objeto de la actividad académica universitaria comprendida y regulada por esta norma.

  Por lo tanto, no surge de la Ley nº 24.521, la necesidad ni conveniencia de la intervención del Ministerio de Educación en los cursos de extensión universitaria de agente de propaganda médica , ya que las universidades cuentan con un amplio campo de acción, de su exclusiva y discrecional responsabilidad y competencia en el área de cursos de extensión.

  A partir de la derogación de la Disposición nº 65/83, la Dirección Nacional de Gestión Universitaria no intervendrá en las certificaciones de cursos y actividades de extensión universitaria.

- ***Conclusión***

  Los certificados de cursos de extensión universitaria de Agente de Propaganda Médica extendidos por universidades privadas autorizadas por el Ministerio de Educación, no necesitan la intervención de la DNGU para que aquellos resulten válidos al momento de solicitar el egresado la matrícula en el Ministerio o Secretaría de Salud, según corresponda al territorio provincial o Ciudad Autónoma de Buenos Aires

Antecedentes Históricos

El nacimiento de la profesionalidad del A.P.M. lo encontramos a partir del año 1.947 en las distintas normativas que hacen a la jerarquización de la actividad. El 26 de mayo de

1.947 por Resolución de la Secretaría de Salud Pública de la Nación N° 1.355 el recordado médico sanitarista Dr. Ramón Carrillo, declara a la profesión de A.P.M. –rama auxiliar de la medicina–. Justamente el 26 de mayo se conmemora el Día del A.P.M. en reconocimiento a esa declaración. En sus considerandos dice que el A.P.M. cumple funciones que requieren conocimientos generales de medicina, farmacología, industria farmacéutica y hoy agregaríamos, como fundamental , al marketing aplicado al arte de comunicar, negociar y venta de beneficios.

Criterios Eticos para la Promoción de Medicamentos

La Organización Mundial de la Salud (O.M.S.), es un Organismo No Gubernamental (O.N.G.) que si bien sus propuestas referidas a los "Criterios Eticos para la Promoción de Medicamentos" no generan obligación legal alguna, proponen a los estados miembros la consideración de dichos "Criterios" en el momento de establecer las medidas que estimen apropiadas para la promoción de fármacos, ya que estos "criterios" , se deben al estudio de un grupo internacional de expertos que conocen la problemática sanitaria de cada país y que buscan por objetivo, mejorar la asistencia y la calidad sanitaria de la población. Argentina normalmente adhiere a las propuestas y trabaja en consecuencia. Los criterios aprobados constituyen principios de carácter general adaptable por cada gobierno miembro a las circunstancias propias de cada país, respetando su marco legal, costumbres terapéuticas y grado de desarrollo de su sistema de salud. En conclusión, podemos decir que representan pautas de deseable aplicación, pero que no generan sanciones en el supuesto de no emplearse, porque no son obligatorias.

Durante el evento realizado en el mes de mayo de 1.988, la 41° Asamblea Mundial de la Salud emite una Resolución que consta de 31 recomendaciones, las que a través de diferentes títulos nos instruyen acerca de la Promoción Médica y su correspondiente Etica. No existe una interpretación universal sobre lo que es ético en la promoción de medicamentos ya que ello varía según las regiones y las sociedades. Fundamentalmente, se discute si la publicidad relacionada con los medicamentos , no debiera concentrarse más en los aspectos de la salud que en los intereses económicos, tratando de evitar la progresiva desvalorización de la tarea del A.P.M. frente a un médico incómodo.

Estos criterios son aplicables a los productos de venta bajo receta o éticos y a los de venta libre.

Promoción

La promoción se refiere a toda la actividad de comunicación (oral y escrita) que realiza el laboratorio a través de la red de ventas –A.P.M.– en la cual se destacan: marca comercial, principio activo, descripción de patologías, concentración farmacéutica, posología, presentación y precio, con la finalidad de que el médico conozca adecuadamente el fármaco antes de prescribirlo. La promoción no debe contener afirmaciones que lleven al médico a confundirse u omisiones que pueda provocar riesgos indebidos durante su uso. La realidad nos presenta casos, en los que un sector de la industria farmacéutica apoya la labor de los profesionales entregándoles beneficios adicionales al producto en sí mismo, como por ejemplo: tensiómetros, espéculos para exploración ginecológica, libros de estudio, inscripciones en Congresos Médicos, etc. que exceden el marco de la publicidad y podría entenderse como excluídos de la ética.

Actuación y Comportamiento del A.P.M.

En el desempeño de su actividad, la 41° Asamblea se encarga del "representante de productos farmacéuticos", al que nosotros denominamos A.P.M., refiriéndose a la formación adecuada, entrenamiento continuo y capacitación futura que debe recibir para que pueda seguir informando profesionalmente al cuerpo médico. Debe mantener actualizados sus conocimientos médicos y técnicos para realizar la promoción y difusión de productos medicinales con responsabilidad, corrección y seriedad. La Asamblea responsabiliza a las empresas sobre el control que debe tener sobre sus A.P.M,s respecto al comportamiento y conducta en el ejercicio de su profesión. Prohibirles terminantemente la oferta de incentivos a los encargados de prescribir, con el afán de mejorar la performance del territorio asignado y el de mantener una cordial relación con responsables de otros laboratorios más allá de la competencia existente.

Muestras Médicas

La Asamblea se refiere a la entrega de muestras médicas cuando se trate de productos de venta bajo receta. El A.P.M. tiene la obligación de entregar este valioso material exclusivamente al médico ya que fuera de este depositario, se pone en riesgo la salud de la población ante la falta de un diagnóstico.

Políticas de Salud y Medicamentos

El Estado Nacional asume la obligación indelegable de brindar a la comunidad el correcto desenvolvimiento de 4 funciones esenciales para una normal convivencia.

1- **Educación.** Todos los habitantes tienen el derecho de recibir instrucción primaria y, en la Ciudad Autónoma de Buenos Aires, se incluyó la instrucción a nivel secundaria. Una buena educación define positivamente el futuro de un país.

2- **Salud.** Política ineludible e irrenunciable por la cual el estado debe preocuparse y ocuparse constantemente. Todos los habitantes tienen el derecho a recibir un tratamiento médico-asistencial digno, con planes de salud distribuídos en grupos sociales y etáreos definidos como de alto riesgo potencial –niños y ancianos–, definir con países limítrofes planes de prevención en zonas de frontera, campañas de vacunación, atención especial a embarazadas menores de edad, enfermedades infanto -juvenil, drogadicción, alcoholismo, violencia familiar, etc. Se requieren Hospitales provisto de insumos sanitarios básicos para la atención del paciente internado y ambulatorio. Plan de medicamentos para carenciados.

3- **Seguridad.** Seleccionar, Ordenar, capacitar, entrenar y controlar al personal que integran las fuerzas de seguridad –policía y gendarmería– para ayudar a la comunidad en tareas de prevención y no de represión. Custodiar la paz interior y las areas de frontera. Eliminar la corrupción interna para generar confianza y credibilidad en las instituciones.

4- **Justicia.** Garantizar el derecho a tener una administración de justicia digna, a través de personal judicial altamente capacitado en la materia judiciable, demostrar una conducta intachable y comprometido con el bien común.

El Sistema de Salud

Es preciso analizar, las políticas de salud, que desde el Estado se implementan y la cuestión de los medicamentos que derivan de ellas. La atención médica y los medicamentos son dos aspectos importantes del sistema de Salud. A partir de la sanción de la Ley de Salud Pública y de Asistencia Social quedan incorporadas como finalidades concretas del Estado. Esta legislación creó un sistema de control y fiscalización de la producción –control de calidad, importación y exportación, comercialización de medicamentos– que colocó a la Argentina dentro del grupo de países confiables en ésta materia.

A partir de estas políticas, comienza a construirse la profesionalidad del A.P.M. y su estrecha vinculación con la salud y los medicamentos.

Concepción de Salud – Enfermedad

Como ya comentamos al tratar Políticas de Salud, ésta es una necesidad social que el Estado tiene la obligación irrenunciable de garantizar a todos los habitantes. El Estado debe brindar a la comunidad, la posibilidad de recurrir a un sistema que cuente con los medios necesarios para preservar el estado de salud y enfrentar a la enfermedad, cualquiera sea su manifestación clínica, con renovado éxito. Para alcanzar ese objetivo, el Estado debe proveer la infraestructura adecuada para que cada ciudadano acceda a ella. Asimismo, la cura de la enfermedad y el retorno a la salud plena, está íntimamente relacionada con el medicamento, ante ello, el Estado debe garantizar el acceso al medicamento.

Organismos Nacionales e Internacionales que Regulan la Actividad Farmacéutica

La industria farmacéutica es quizás una de las actividades más complejas en cuanto a su funcionamiento. Dada las características tan especiales de los productos que genera, es una de las industrias más reguladas y reglamentadas del mundo.

Los procesos productivos se pueden dividir en dos tipos principales: a) producción de los principios activos (extracción, síntesis o fermentación), b) manufactura de la droga en su forma definitiva.

Cada una de estas areas productivas requiere de distintos equipamientos, tecnologías, controles y desarrollos diferentes. Cada una de ellas está estrictamente regulada y controlada por la Autoridad Sanitaria local, y en algunos casos internacionales, como es el caso de las plantas FDA (EEUU) aprobadas. A fin de verificar la calidad del producto final, se someten a intensos controles en cada etapa de fabricación, para certificar que cumplen con los requisitos establecidos en las distintas farmacopeas.

A nivel mundial, las plantas se rigen por lo que se denomina GMP (Good Manufacturing Practice) o Prácticas de Buena Manufactura. Las GMP son normas internacionales que toda planta debe respetar a fin de garantizar la calidad de los medicamentos.

En nuestro país, ANMAT (Administración Nacional de Medicamentos, Alimentos y Tecnología Médica) y el INAME (Instituto Nacional de Medicamentos) regulan y controlan la actividad del sector farmacéutico en cuánto a plantas industriales, aprobación, elaboración y comercialización de medicamentos.

Legislación y Régimen de Aprobación de Especialidades Medicinales

La actual legislación sanitaria delega el control del sector farmacéutico en el Ministerio de Salud y, fundamentalmente, en dos organismos de su area: 1- ANMAT y 2- INAME.

Los medicamentos, los alimentos y la tecnología médica, productos del ámbito de aplicación de la ANMAT. Constituyen, por su naturaleza y relación con la salud de la comunidad, una problemática compleja.

Por tratarse de un sector de la salud muy dinámico, sujeto a permanentes cambios, sufre continuas adaptaciones. Ello determina que la autoridad sanitaria, responsable de la regulación y fiscalización del mismo, deba analizar y adecuar sus normas y procedimientos constantemente. Estos hechos hicieron necesaria la creación de un organismo científico que se cristalizó a través del Decreto 1.490/92 de creación de la ANMAT, cuyos objetivos principales son el registro, la fiscalización, el control y la vigilancia de los medicamentos, los alimentos y la tecnología médica. De este modo, la mejora continua forma parte del sentir, pensar y hacer cotidianos del organismo. La ANMAT autoriza y registra la elaboración y comercialización de especialidades medicinales, productos para diagnóstico y cosméticos. Fiscaliza los establecimientos dedicados a la elaboración, importación, fraccionamiento y/o comercialización de los productos mencionados. Controla la composición galénica, calidad, eficacia e inocuidad de los productos.

Autoriza, registra, controla y fiscaliza la calidad y sanidad de los alimentos, suplementos dietarios en coordinación con jurisdicciones sanitarias federales y las delegaciones del INAL (Instituto Nacional de Alimentos). Autoriza materiales y equipos de uso en medicina humana. Vigila los efectos indeseables y la falta de eficacia o de calidad de los productos a través de redes de información de los Sistemas Nacionales de Farmacovigilancia, Tecnovigilancia y Vigilancia Alimentaria.

Principales Normas que Rigen en Argentina en el Area de Asuntos Regulatorios

La base de la legislación actual de medicamentos en nuestro país está formada por la Ley de Medicamentos N° 16.463 el Decreto de Desregulación N° 150/92 y sus decretos reglamentarios 1.890/92 y 177/93.

¿ Que importancia tiene el Decreto 150/92 ?. Esta norma liberó el comercio de medicamentos, facilitó la importación y exportación y actualizó y simplificó los requerimientos sobre producción, elaboración, comercialización, comercio exterior y afines de especialidades medicinales. ¿Como es el trámite de aprobación de especialidades medicinales? Una vez finalizada la evaluación de la especialidad medicinal por parte de la autoridad sanitaria, se emite una disposición de aprobación y se le asigna a una especialidad medicinal un número de Certificado. Posteriormente, el titular del Certificado puede solicitar modificaciones y/o agregados al registro.

Régimen de Patentes

El reconocimiento de la patente en el mercado de los productos farmacéuticos generó, históricamente, una ácida polémica cuyo alcance agitó al sector de los laboratorios y a las autoridades y organismos oficiales involucrados. Además, la "presión internacional" en el sentido de proteger la investigación y el reconocimiento de la propiedad intelectual, influyó notoriamente en la sanción de la nueva ley de patentes que rige en la Argentina desde el último trimestre del año 2.000. En nuestro país, el régimen de patentes de invención estaba regulado en la vieja ley n° 111 sancionada en el año 1.864. Esta norma reconoce el derecho exclusivo de explotación a quienes hayan realizado descubrimientos e inventos de carácter industrial. Sin embargo, no reconoce el patentamiento de productos farmacéuticos, a los que exceptúa junto a los inventos sin aplicación industrial y a los inventos que sean contrarios a las buenas costumbres o a las leyes argentinas.

Las Cámaras Empresarias que agrupan a los laboratorios argentinos (Cilfa y Cooperala) argumentaron que la ley n° 111 hizo posible el desarrollo de la industria química – farmacéutica argentina además de evitar la concesión de monopolios o reserva de mercado en un area tan sensible como es el cuidado de la salud humana. Caeme (Cámara que agrupa a laboratorios extranjeros) propició que las patentes deben conferir un derecho exclusivo de explotación del invento por un plazo de alrededor de 20 años, en armonía con otras legislaciones modernas.

Como corolario de esta discusión, la nueva Ley de Patentes y Modelos de Invención en su versión definitiva fue publicada a través del Decreto 260/696 luego de que se sancionaran las Leyes 24.481, 24.572 y 24.603. Asimismo los medicamentos están protegidos por la Ley de Confidencialidad N° 24.766.

Unidad 4

Industria Químico - Farmacéutica

Historia, Evolución y Actualidad

La Industria Farmacéutica en la Argentina, está integrada por alrededor de 350 empresas que dirigen sus esfuerzos a la elaboración de especialidades medicinales. Es un sector industrial único, en primer lugar, por la naturaleza de sus productos y en segundo lugar, por su estructura económica y de desarrollo.

En nuestro país conviven laboratorios de capital nacional y extranjero, dentro de éstos hay empresas de origen estadounidense, alemán, inglés, suizo, holandés, italiano, francés y otros, las que participan en un mercado caracterizado por una fuerte competencia que inciden notablemente en su desarrollo. Las empresas de origen nacional participan en un 45%, en tanto el 55% restante corresponde a la participación de los laboratorios extranjeros, de acuerdo a la conformación actual.

A pesar que la práctica de farmacia se conoce desde la antigüedad, el inicio de la industria como tal se remonta a los comienzos del siglo XIX, cuando se forman los primeros grandes conglomerados farmacéuticos. Sin embargo, su verdadero auge tuvo lugar solamente después de la Segunda Gran Guerra Mundial.

En un primer momento, la producción de drogas se basaba en procesos de extracción, lo que hacía muy dificultoso encontrar los productos que la población mundial demandaba. El posterior desarrollo de la producción por síntesis condujo a las grandes innovaciones de la historia de la industria, particularmente en aquellos países que lideraron este desarrollo, tal el caso de EEUU, Alemania y Suiza, entre otros. El crecimiento de la industria ha ido de la mano con el progreso tecnológico, generándose un gran desarrollo en aquellas ciudades y países donde la investigación continua practicándose hasta nuestros días.

Las empresas líderes norteamericanas elaboraron fármacos desde su inicio, las empresas europeas tuvieron un comienzo en la producción de productos químicos y a posteriori desarrollaron su área farmacéutica.

Dada la compleja estructura que se requiere para generar y explotar la investigación y desarrollo científicos, la industria farmacéutica se concentró y continua concentrada en los grandes países industrializados, dado que son éstos los que poseen los medios para solventar los mayores costos que insume la alta tecnología de crear nuevas moléculas que el ser humano necesita para tratar de combatir el flagelo de la enfermedad. Así como los procesos de síntesis orgánica le permitieron a la industria progresar a partir de la Segunda Guerra Mundial, en la última década del siglo XXI, la biología molecular y la química orgánica han traído consigo nuevos desarrollos científicos –principalmente en oncología y sida– que sin duda van a transformar la industria y también la forma de practicar la medicina.

Nuevos conceptos como medicina genética, química combinatoria, bibliotecas moleculares, etc. traen aparejadas grandes y nuevos desafíos para la industria, los que a medida que se vayan desarrollando, brindarán a las futuras generaciones mejores respuestas a las diferentes enfermedades y una mejor calidad de vida.

Participación del Mercado Farmacéutico Argentino

El mercado de productos farmacéuticos argentino se estima en torno a los 18.500 millones de pesos anuales (cifra estimada para el año 2.010 a U$S 1 igual $ 4.10). El conjunto de bienes incluido en esta amplia categoría se alimenta en un 30% de importaciones y el resto es producción doméstica, las exportaciones no inciden en la participación global del sector. Argentina representa junto al mercado farmacéutico de México y Brasil, los de mayor volumen de Latinoamérica.

La Industria Farmacéutica y la Promoción

Partimos de la premisa que toda empresa, del rubro de que se trate, necesita vender sus productos. Para ello necesita comunicarse con sus potenciales clientes a través de diferentes campañas de comunicación publicitaria en medios masivos. Pero la industria farmacéutica, en virtud de las características propias de los productos que elabora, no puede recurrir a cualquier medio masivo como TV, radio, cine, diarios, revistas, etc. salvo que se trate de productos de venta libre ya que la categoría de productos de venta bajo receta, está sujeta a disposiciones más rigurosas por parte de la autoridad sanitaria.

En el sector de medicamentos de prescripción, el A.P.M. está considerado como el medio de comunicación más eficaz. Por ello, desde el aspecto de inversión promocional, la red de ventas absorbe la mayor parte de la misma con porcentajes que oscilan alrededor del 40% según las empresas. El A.P.M. transmite al médico la información del producto de forma directa y personal, ofreciéndole ventajas y beneficios mediante el apoyo de folletos, muestras médicas y bibliografía científica. El laboratorio efectúa promoción directa a través del correo, mailing privado, e – mail, internet, folletería personalizada, etc., pero, sin lugar a dudas, la promoción desarrollada por el A.P.M. en forma de venta indirecta al profesional es necesaria y no puede ser dejada de lado, ya que constituye el medio de comunicación que une al laboratorio con el cliente potencial. El laboratorio también tiene la posibilidad de brindar promoción médica institucional que normalmente prestigia a la empresa que la realiza. Este tipo de promoción consiste en auspiciar la realización de eventos o reuniones científicas, congresos médicos organizados por las diferentes Asociaciones Médicas agrupadas según la especialidad, o cualquier otra colaboración que sirva de apoyo para la formación del médico.

Unidad 5

Características del Sector Médico-Farmacéutico Argentino

La Industria Farmacéutica deberá cambiar de actitud y replantearse que no sólo produce y comercializa medicamentos sino que también es responsable del sistema general de asistencia sanitaria nacional.

Deberá participar en el diseño, junto a la autoridad sanitaria y médicos especialistas en cada area, de programas a medida de cada enfermedad, que proporcione una prestasión sanitaria de mayor calidad y al mismo tiempo económicamente más accesible al alcance de toda la comunidad. Estos programas, que la industria farmacéutica abordará junto al sector médico, permitirá contar con información estadística, que hoy prácticamente no existe, sobre las distintas patologías que puedan influir negativamente en el desarrollo del individuo. Estos programas servirán para crear protocolos sanitarios de la enfermedad abarcando la prevención, el diagnóstico, el tratamiento y el seguimiento del paciente. La característica principal del sector médico – farmacéutico debe ser la cooperación y colaboración en atender y controlar la gestión integral de la enfermedad y que la misma resulte percibida por la comunidad toda como un real beneficio.

El Médico y la Terapéutica

La OMS definió en 1948 el término salud como "bienestar físico, psicológico y social". De aquí se comprende, que el rol único del médico, es el de establecer lo antes posible el bienestar general alterado por el efecto de alguna patología. El progreso terapéutico que persigue el médico, es el núcleo de lo que actualmente conocemos como "calidad de vida" relacionada con la salud.

Los médicos, como los pacientes, esperan por medicamentos más eficaces para aliviar sus dolencias. El médico, en este contexto, reclama por nuevos fármacos para hacer frente a su peor enemigo: la enfermedad.

El Médico y el A.P.M.

Si tenemos en cuenta el inconveniente actual que supone para el médico estar actualizado de todos los avances que se producen en el sector medicinal, se entenderá el motivo por el cual la figura del A.P.M. adquiere un valor preponderante en esta relación. El A.P.M.

brindará, como profesional auxiliar de la salud, la información que sobre los fármacos necesita el médico para aclarar sus dudas terapéuticas.

Pese a algunas críticas y comentarios adversos que el ejercicio de esta relación ha generado, la gran mayoría de los profesionales reconoce que la visita médica desarrollada por el A.P.M. es muy útil para obtener servicios de formación científica por parte de la industria.

Sabemos que es el medio de comunicación más caro dentro del mix de marketing pero también el más eficaz, ya que se generan recetas como consecuencia de la activa presencia del A.P.M.

Ambito de Desarrollo de la Promoción Médica

El A.P.M. desarrolla su profesión dentro de diferentes ámbitos o lugares de visita, en los cuales pone a prueba todo su bagaje de conocimientos sobre el arte de la promoción médica frente a la audiencia objetiva.

La relación A.P.M. – Médico podemos encontrarla en ámbitos públicos y/o privados tales como: hospital nacional, provincial, hospital comunitario privado, salas de atención primaria, clínicas, sanatorios, consultorios de obras sociales sindicales, consultorios privados y otros que, de acuerdo al resultado que arroje la investigación de mercado, conviene que el A.P.M. tenga en su cartera de clientes. El A.P.M. es, en definitiva, el que determinará conforme a su habilidad, quien resultará el médico objeto de su promoción y el lugar en donde ejercerá su acción de venta, conociendo, que el fin primordial de la entrevista está en la obtención de la receta.

Mercado Etico y Línea de Venta Libre

Las empresas farmacéuticas producen por sí o por terceros dos categorías de productos: a) fármacos de venta bajo receta que integran el mercado ético y b) fármacos de venta libre, cuya característica distintiva respecto a la otra categoría, consiste en la libre elección del producto por parte del consumidor.

Los productos de venta bajo receta son objeto de promoción por el A.P.M. y, en ningún caso, se puede recurrir a los medios masivos de comunicación para divulgar los beneficios potenciales que el fármaco hace. Los productos de venta libre, por el contrario, se caracteriza porque su promoción puede realizarse a través de los medios masivos de comunicación, tales como: TV, radio, cine, revistas, etc.

Esta categoría de productos, responde también a la sugerencia directa que el farmacéutico realiza con el público en su local recomendando las bondades terapéuticas de determinadas marcas.

EEUU es un país pionero en el lanzamiento de productos de venta libre y, a su vez, del cambio de categoría de venta bajo receta a venta libre. Argentina está en una tendencia similar favoreciendo la introducción de nuevos fármacos en esta categoría. El principal inconveniente que genera esta clase de productos, es que el consumidor no puede gozar del descuento que reconocen las Obras Sociales, ya que está fuera de cobertura. En nuestro país, lamentablemente, se puede observar que se expenden productos de venta bajo receta sin la presentación de la receta correspondiente, lo que implica un riesgo para el sistema de salud. Está en cada uno de nosotros respetar y hacer respetar disposiciones sanitarias vigentes.

Hábitos y Tendencia de la Prescripción

En el negocio farmacéutico ético, el médico constituye la figura más importante para el éxito de los productos y por ende de las empresas.

Es la persona que influencia la compra de un fármaco por parte de un paciente, a través de la receta. Es quien decide que productos incluir en un determinado vademecum, en un servicio, en una institución. Es quien marca tendencias terapéuticas, es la persona en quien los consumidores finales o pacientes depositan su confianza. Es quien genera la demanda.

Ante una patología, el médico puede recurrir a productos medicinales integrados por uno o más principios activos. A veces, el empleo de una sola droga (monodroga) no resuelve el problema y el médico debe resolver el mismo mediante el empleo de asociaciones de drogas que le ayuden a combatir la enfermedad.

Los hábitos y tendencias que utiliza el médico en la prescripción, están dentro de su esfera de conocimiento y solamente él decidirá, ante un caso concreto, que terapéutica le resultará útil emplear, si monodroga, asociaciones de drogas o terapias combinadas que demuestren una mayor eficacia.

Relaciones del A.P.M. como Auxiliar de la Medicina

El A.P.M. en ejercicio de su profesión como auxiliar de la medicina, debe estar capacitado y entrenado en forma permanente en el plano médico, técnico y ético ya que su relación con médicos, odontólogos, farmacéuticos y otros, los obliga a manejar una serie de conceptos y mensajes que son comunes en los profesionales de la salud dentro de su actividad. El A.P.M., en esta íntima relación, debe satisfacer los requerimientos y necesidades que le presentan sus interlocutores en el ejercicio de su profesión respecto a la acción de determinado fármaco y su incidencia sobre la salud.

Relaciones del A.P.M. con la Empresa

El A.P.M. es ante todo, un profesional. Un profesional cuya actividad consiste en administrar un territorio de ventas, representando lo mejor posible los intereses de la empresa para la cual presta servicio. Cúando nos referimos a administrar, queremos decir que asuma la responsabilidad total por los resultados de su escenario de trabajo. También debe el A.P.M. mantener una constante y excelente relación con todos los integrantes de la empresa, con sus colegas directos y sus superiores. Debe demostrar una actitud proactiva frente a las variaciones del mercado a la vez de recoger información de interés que resulte valiosa para el negocio de la empresa.

Para llegar a tener una exitosa relación con la empresa no basta con decir "soy profesional" sino "ser el mejor profesional".

Tareas Administrativas. Derechos y Obligaciones

El A.P.M. en el ejercicio de su profesión tiene, además de la obligación de promocionar y vender productos medicinales al cuerpo médico, que cumplir con la función administrativa que concierne al control efectivo de su territorio. El cumplimiento de esa tarea administrativa genera derechos y obligaciones, tanto al A.P.M. como a la empresa, ya que determinadas acciones presentadas por el A.P.M., dependen exclusivamente de una respuesta de la empresa para concretarse.

Dentro de las tareas administrativas comunes a todo representante podemos citar: 1. Confección de Hoja de Ruta 2. Parte Diario de Actividades 3. Fichero Médico 4. Promedio de Visitas 5. Planilla de Rendición de Gastos 6. Talonario de Pedidos y Lista de Precios 7. Comentarios de Interés sobre el Territorio.

El tratamiento de cada una de estas tareas administrativas lo analizaremos cuando veamos el tema de Planificación (2 - Módulo Técnico Promocional – Unidad 3).

Módulo 2

TÉCNICO PROMOCIONAL

Comunicación. Introducción. Aspectos Generales. Definición

Es idea generalizada que la mayoría de quienes nos dedicamos a la venta, somos vendedores o dirigentes de venta improvisados. Es posible que así sea, ya que sólo una minoría estudió la profesión. Muchos vendedores tomaron a su profesión, como a un medio de vida más, pero no como a una profesión que puede y debe dignificarse constantemente, ya que es una de las profesiones más representativas y que ofrece buenos campos experimentales para la observación, en lo psicológico y social, pudiendo resultar por tanto, una profesión de mucho provecho y satisfacciones personales. Ante ello, los profesionales de la venta debemos capacitarnos para optimizar nuestro nivel de comunicación.

El siglo XXI, será el de permanecer en el mercado global mediante el constante aprendizaje de nuevas técnicas de comunicación que nos permita ocupar un lugar en la mente del cliente.

La comunicación en la industria farmacéutica consiste en el flujo de información que se produce entre la empresa (utilizando el producto) y sus prescriptores potenciales con el objetivo de influenciar su conocimiento, actitudes o comportamiento.

Los elementos que intervienen en el proceso de comunicación son: a) el transmisor o emisor b) el receptor c) el mensaje y d) el medio.

La comunicación debe conseguir de sus receptores en un proceso secuencial: a) conocimiento del producto b) comprensión de los beneficios del producto c) aceptación del producto (credibilidad e interés) d) acción (elementos del marketing mix que influye en la receta).

Para que la comunicación resulte eficaz: a) debe ser un proceso continuo a través de una frecuencia y secuencia de contactos personales b) los distintos medios que la integran han de estar perfectamente armonizados.

El mensaje se define como un proceso creativo, que transmite el emisor al receptor a través del cual debemos aportar información, imagen y, sobre todo, diferenciación que haga destacar al producto de sus competidores.

El medio es el soporte que respalda la comunicación para lograr la máxima eficacia y rentabilidad. Entre los medios contamos a) tarjetón b) díptico c) folletos d) videos e) prensa médica , etc.

La Entrevista Médica como Modelo Comunicacional

La entrevista médica es el elemento más eficaz y contundente del mix de comunicación del producto. Si tenemos en cuenta el importante problema que supone para el médico estar al día de todos los avances que se producen en el sector farmacéutico, se comprenderá que la visita médica cubra, en gran parte, la información que sobre los medicamentos necesita el profesional desde un punto de vista terapéutico. La mayoría de los médicos reconoce a la entrevista médica como útil para disponer de información actualizada como para obtener servicios de formación.

La entrevista médica representa un modelo estructurado de persuación que realiza el A.P.M. – Vendedor siguiendo un orden lógico y psicológico con el objetivo de modificar hábitos de prescripción del médico.

Teoría de la Comunicación. Arte y Ciencia

La comunicación constituye la base para construir una relación eficaz, duradera y un puente para generar vínculos con otros seres humanos. Cuando hablamos de comunicación, nos referimos al "Amor" que provocamos en el otro al establecer entendimiento y comprensión que nos permita, además, poder estar de acuerdo como de disentir en determinados aspectos del contenido del mensaje que emitimos.

Decimos que es una ciencia, porque aplicamos para comunicar métodos científicos aceptados por todos, desde los antiguos filósofos como Aristóteles, Sócrates o Platón hasta los más encumbrados comunicadores de la actualidad.

Nosotros pensamos desde nuestra experiencia, que comunicar eficazmente, representa un arte en el cual ponemos todo nuestro énfasis para que nuestro mensaje llegue al otro lo más simple y depurado posible, caso contrario, no existe comunicación sino ruidos que salen de nuestra boca con resultados imprevisibles.

La comunicación formulada fuera del arte puede relacionarse con la agresividad, la ira y la falta de respeto hacia el otro al cual va dirigido el mensaje.

De allí, que debemos tener en cuenta en nuestra tarea de vendedor profesional, qué decimos, cómo lo decimos y por qué decimos lo que decimos. Debemos ser congruentes con el contenido y cómo manifestamos o expresamos lo que decimos.

Mediante el diálogo de ventas (entrevista médica) que realizamos con el profesional de la salud, el APM pone de manifiesto todo su potencial comunicacional que no se limita solamente a exponer sobre el producto medicinal que ofrecemos, afín a la especialidad que desempeñe, sino que también, utilizamos la riqueza de la comunicación para conocer en profundidad los hábitos prescriptivos, su nivel de preparación en la especialidad, costumbres, habilidades y otros datos sobre su persona, que podamos utilizar para generar vínculos perdurables. Cuanto más conozcamos sobre ese profesional más posibilidades tendremos de obtener recetas de nuestras marcas promocionadas y generar ventas.

- ***Tipos de Comunicación***

La teoría de la comunicación, menciona 3 tipos de comunicación bien diferenciados entre ellos aunque trabajan integrados, a saber:

Comunicación Verbal, Comunicación No Verbal y Comunicación Para Verbal.

La *Comunicación Verbal*, está formada por los mensajes que emitimos y que también recibimos, nos llegan a través de distintos canales.

La Comunicación Verbal está representada por el "Qué" de nuestra comunicación, o sea, el contenido conciente de lo qué decimos.

Cuando hablamos y emitimos un mensaje, éste debe estar bien elaborado para que el otro (receptor) lo reciba e interprete correctamente. Cuando esto sucede nos referimos a la comunicación eficaz.

La *Comunicación No Verbal*, hoy los autores coincidimos y le asignamos un protagonismo escénico esencial, ya que la CNV involucra a todo el cuerpo quien constantemente emite señales "sin hablar", todo el tiempo.

Intervienen en la CNV los gestos, movimientos de manos y piernas, postura corporal de pie y sentados, movimientos oculares, etc. que, generalmente, dicen mucho más que las palabras y llegan a invalidarlas en la mayoría de los casos.

La *Comunicación Para Verbal*, está íntimamente representada por la voz, el ritmo que le imprimimos, los diferentes tonos, la velocidad con que hablamos, los silencios, etc., que diferencian a un buen comunicador (orador) de un principiante.

Conjuntamente con la Counselor Graciela Poste, a través de nuestra experiencia profesional en cursos, programas y seminarios como comunicadores y oradores, hemos profundizado el estudio sobre 2 tipos de comunicación que son vitales para relacionarnos armoniosamente con otros seres humanos. Nos referimos a la Comunicación Emocional y a la Comunicación Empática, que integramos a los 3 tipos de comunicación conocidos para permitir que se apliquen en conjunto.

La *Comunicación Emocional*, es la que "nace" desde el interior de nuestro Ser. Amplia, sincera, generosa, placentera, integradora, que nos acerca al otro como si lo estuviéramos abrazando, "sintiendo" la sensación que estamos aquí y ahora con esa persona sin condicionamientos. Es la comunicación "auténtica". Es la comunicación de la "credibilidad", por la cual el otro se entrega sin dudar ya que tocamos las fibras íntimas de su interior.

La *Comunicación Empática*, tan difícil en estos tiempos de intolerancia y sordera por las cuestiones ajenas, es la que nos hace poner en lugar del otro y sentir lo que está sintiendo, vivenciar su actualidad, compartir su problemática, entenderlo y facilitar el camino sin invadir.

El éxito de un vendedor profesional APM, como también de una persona común, está en saber articular adecuadamente este Proceso de la Comunicación para poder llegar al otro, no desde el producto y/o servicio, sino desde el corazón.

El ser humano, emocional por naturaleza, necesita emplear con sabiduría y criterio los 5 tipos de comunicación para generar y afianzar relaciones perdurables… más allá de las ventas.

- ***Programación Neurolingüística (PNL). Fundamentos. Conclusión***

No tenemos dudas, en base a experiencias desarrolladas en el ámbito profesional, que el siglo XXI es la plataforma de lanzamiento y evolución de la PNL, como también se la conoce.

Teoría formulada por Richard Bandler y John Grinder (California 1.972), la PNL constituye y se convierte en el aliado más sólido de la Comunicación en todos sus aspectos.

Fue a través de estudios basados en la cibernética, la neurología y la lingüística, que los autores elaboran el cuadro teórico-práctico de la PNL, poniendo en evidencia la estructura subjetiva del comportamiento humano.

El propósito del modelo creado, fue el de sintetizar diferentes tipos de teorías científicas en una única estructura que posibilitara una mejor comprensión de las relaciones humanas.

El fundamento de la PNL considerado como proceso, está en… "aprender cómo pensamos, comunicamos y actuamos, a partir de allí, podemos empezar a pensar, comunicar y actuar más útilmente y con mayor fluidez…" (Conversación con R. Bandler y O. Fitzpatrick)

- *Programación*

  Los seres humanos desarrollamos funciones de programas lingüísticos de aprender, memorizar y crear, que residen en nuestro cerebro.

  Nos manejamos con otros seres humanos partiendo de programas internos propios en la cual vamos a ir generando nuevas ideas de acuerdo con el tipo de programas mentales que hemos aprendido, algunos de estos programas mentales utilizados, son más efectivos que otros para alcanzar nuestras metas u objetivos.

  Prestamos atención al mundo que nos rodea para crear y organizar estrategias de comportamiento para poder interactuar con otros.

- *Neuro*

  Se basa en el funcionamiento de nuestro sistema nervioso. La PNL como proceso cognitivo, es el resultado de programas diseñados dentro del cerebro humano. Todo lo que recibimos como información del mundo exterior lo procesamos dentro de nuestro cerebro para poder utilizarlo en beneficio propio.

  La neurociencias estudia esta actividad neurológica que se almacena, produce y elabora dentro de nuestro cerebro, cada vez más evolucionado.

- *Lingüística*

  La lingüística, es la síntesis de la actividad neurológica y de nuestras estrategias que la expresamos utilizando como medio la comunicación en general a través del lenguaje que empleamos al interactuar con otros seres humanos.

- ***Conclusión***

Para mejorar nuestra comunicación y relacionarnos con el otro desde el convencimiento de crear vínculos sólidos, congruentes, efectivos, creíbles y emocionales, debemos empezar a "cambiar" nuestro mapa interior para salir fortalecidos hacia fuera. La PNL se trata del cambio, del propio cambio, dejando de lado viejas estructuras paralizantes que nos agobian y no nos permite avanzar hacia nuestro objetivo..

La solución siempre está, por suerte, dentro nuestro… ¿estás preparado para el cambio?… inténtalo, es aprendizaje.

Unidad 2

Entrevista Médica - Vía informática y Formativa de la Opinión Médica

Conocemos que la entrevista médica es realizada en forma directa (frente a frente) por el A.P.M. y el profesional de la salud. Esta se hace de forma planificada (organizada), focalizada de acuerdo a la especialidad que indique la empresa y, fundamentalmente, persiguiendo el objetivo de conseguir que el profesional acepte mi producto y, en consecuencia, lo prescriba.

La receta, es uno de los propósitos básicos de la entrevista médica, los otros son la información y el servicio.

El éxito de la entrevista médica depende exclusivamente de la actitud y aptitud del A.P.M. frente a la responsabilidad de la acción promocional. El A.P.M. debe reunir un perfil que contenga cualidades físicas (presencia agradable, aseo, buena voz, gestos adecuados), cualidades anímicas y emocionales (sencillez, optimismo, prudencia, decisión, equilibrio), cualidades culturales y técnicas (capacitación y entrenamiento en el arte de la venta, aceptable nivel intelectual, lenguaje depurado).

El cumplimiento de estas cualidades generará confianza, atención y respeto en el receptor del mensaje (médico) allanando el camino hacia el objetivo deseado por todo buen A.P.M.: la obtención de la receta.

Entrevista Médica. Etapas y Desarrollo Práctico

Debemos conocer que en la entrevista médica intervienen tres protagonistas: a) el A.P.M. b) el Producto y c) el Médico.

El A.P.M. debe tener un conocimiento absoluto de su producto. Ese conocimiento le dará confianza y seguridad en la transmisión del mensaje.

El Producto es el medio por el cual la empresa ofrece al médico una solución a la necesidad terapéutica existente. Mediante el uso de técnicas y habilidades se destacan características, ventajas y beneficios de nuestro producto para que el médico utilice y recete en consecuencia.

El Médico constituye el objetivo central de la empresa y del A.P.M. A partir de la manifestación de necesidades y deseos terapéuticos no satisfechos, el producto ofrecido de ser aceptado, puede convertirse en la razón de prescripción futura.

Etapas de la Entrevista Médica

El médico necesita, como vimos, estar informado de todos los avances que se producen en el sector farmacéutico. El A.P.M. cumple con esa función informativa y formativa mediante un proceso estructurado de persuación, siguiendo un orden lógico y psicológico con el objetivo de modificar los hábitos de prescripción. Vender hoy es diferente respecto a como lo hacíamos ayer, por lo tanto, el A.P.M. debe conocer y aplicar las diferentes etapas que hay que seguir en el desarrollo práctico de una entrevista médica para que ésta, resulte rentable.

1- **Preparación**
La entrevista médica se empieza a gestar antes de efectuarla. Cada visita debe respetar un objetivo, ya que hay un producto y una estrategia para cada médico. Se debe preparar el mensaje de acuerdo a la especialidad, planificar la entrega del mix promocional, etc.

2- **Contacto**
El A.P.M. ya está frente al receptor (médico), para ello debe crear un clima adecuado para conseguir que la comunicación resulte abierta, franca y posibilitando despertar la atención del médico. El A.P.M. debe provocar el diálogo intentando no perder nunca el manejo de la entrevista.

3- **Sondeo**
El A.P.M. debe conocer cual es el hábito prescriptivo del médico, que tipo de fármacos utiliza para el tratamiento de determinadas patologías y con que frecuencia atiende a esos pacientes, si recurre al empleo de monodrogas o asociaciones, si ha encontrado algún problema al prescribir, etc.
Algunos A.P.M,s creen que para ser eficaces en sus entrevistas, deben dominar al receptor del mensaje hablando ininterrumpidamente. El proceso de la venta en la comunicación implica una interacción dinámica entre dos personas: A.P.M. y médico. Durante la etapa del sondeo, el A.P.M. debe saber preguntar para lograr que el médico hable, formule abiertamente sus opiniones y exprese sus deseos y necesidades. En esta etapa se pueden emplear diferentes tipos de preguntas tales como:

A) Orientadora
El A.P.M. desea comprobar si el médico recuerda alguna característica destacable del producto. Este tipo de pregunta permite que el A.P.M. oriente al médico sin necesidad de mencionar la marca del producto y poder comprobar si el médico lo ha recetado desde su última visita.

B) Directa o Cerrado
Limitan la respuesta del cliente a un Si o un No. El A.P.M. le pregunta al médico si él atiende pacientes que cursen dolor agudo en la zona de la columna lumbar y el profesional responderá afirmativa o negativamente.

C) Indirecta o Abierta
Animan al médico a hablar libremente. Existe un número importante de profesionales que no accede libremente al diálogo franco. En estos casos la comunicación debe establecerse a través de preguntas abiertas que estimulen el proceso de

pensar y lo obliguen a dar respuestas más detalladas. Ejemplo: Doctor, ¿ por qué considera que nuestra marca (mencionarla) constituye el tratamiento de elección en el paciente con hipertensión arterial?

C) De Menú

Este tipo de preguntas le permite al A.P.M. conocer la opinión de aquellos médicos introvertidos que se muestran parcos en sus respuestas. Generalmente el A.P.M. da a conocer una lista de posibles respuestas para que el médico pueda escoger y, de ese modo, conocer su opinión. Ejemplo: Doctor, nuestro producto le ofrece muchas ventajas a su paciente diabético; optimiza el control de la glucemia en la diabetes tipo 2, mejora el perfil lipídico, tanto en monoterapia como en terapia combinada , ejerce acción vasculoprotectora y renoprotectora y presenta excelente tolerancia durante las 24 horas, ¿ cual de estas ventajas son las que más favorecen a sus pacientes ? El médico orientará al A.P.M. con su respuesta.

4- **Información**

El A.P.M. debe brindar la información técnica con los beneficios teóricos del producto que cubren las necesidades terapéuticas del médico.

5- **Argumentación**

Una vez que el A.P.M. obtuvo la información deseada lograda a través de hábiles preguntas, puede argumentar aquellos aspectos del producto que interesan al médico. Podemos subdividirla en tres partes:

1- Exponer los beneficios y ventajas reales del producto que favorezcan la motivación del médico a recetarlo.

2- Provocar que el médico exponga las objeciones o dudas que tiene que formular sobre el producto para que el A.P.M. pueda rebatirlas. Las objeciones suelen ser positivas si éstas no son definitivas o determinantes para el médico.

3- El conocimiento cabal del producto y del cliente, le permiten al A.P.M. llevar bien preparadas contraobjeciones a las objeciones que le formulen los profesionales. Si el A.P.M. se muestra sólido y contundente en su explicación, el médico aceptará su contenido.

Recomendaciones para el Tratamiento de Objeciones

La entrevista médica se habría consumado felizmente, una vez que el A.P.M. haya superado la barrera de las objeciones. Para que esto ocurra daremos las siguientes recomendaciones:

a) el A.P.M. no debe dejar una objeción sin resolver. El médico si tiene la mínima duda, no utiliza el producto.

b) el A.P.M., ante la objeción, no debe responder agresivamente, por el contrario, debe dirigirse en forma cordial.

c) el A.P.M. debe tratar de responder de inmediato formulando una pregunta abierta buscando que el médico piense y suavice la objeción. Mientras tanto el A.P.M. va ordenando la respuesta adecuada que necesita escuchar el médico.

d) el A.P.M. no debe entrar nunca en contradicción directa con el médico. El A.P.M. deberá ofrecerle al profesional un abanico de información sobre el producto que le permita, en definitiva, poder resolver su inseguridad sobre determinado aspecto.
e) una vez que la objeción haya sido superada, el A.P.M. debe hacer un resúmen de los beneficios que fueran aceptados por el médico.

6- **Acuerdos de prescripción**
Consiste en un acuerdo entre el APM y el profesional de la salud –médico u odontólogo–, respecto a los argumentos promocionales comprendidos y aceptados relacionados con las ventajas del producto.
Es vital para el futuro del APM con el cliente y la rentabilidad de su entrevista, que se cumplan estos acuerdos de prescripción-
Recuerde que el diálogo de ventas debe ser eficaz, creíble y contundente. Éste diálogo se convierte en el punto de partida de la próxima visita con el profesional. El diálogo de ventas tiene un "director" y, ése es usted.

7- **Recordatorio de marca**
Una vez finalizado el diálogo de ventas y antes de formular la despedida cordial con el profesional, debe sugerirle que no olvide detallar en la receta, además del principio activo, concentración, posología y tamaño del envase, la marca del producto, evitando que en la farmacia intenten cambiarlo por otro medicamento de similares características farmacológicas pero de diferente marca a la cual pretendo vender.
El profesional "debe" imponerle al paciente que en la farmacia –único lugar habilitado para comercializar productos medicinales–, no le cambien la marca sugerida por él en la receta, ya que de esta forma el paciente se asegura un correcto tratamiento y el profesional la certeza de su diagnóstico.

Unidad 3

Planificación

El vendedor, cualquiera sea el sector donde se desempeñe, debe necesariamente complementar su tarea operativa con la administrativa. El A.P.M. en el ejercicio de la profesión, debe planificar toda su actividad para que ésta resulte eficaz y rentable. La correcta utilización de elementos logísticos ayudan a lograr un mejor desempeño en la función promocional. En marketing y ventas la planificación cumple un rol esencialmente básico. A continuación, detallamos distintos formularios que son utilizados por la mayoría de las empresas farmacéuticas para que la red de ventas planifique su actividad.

1- **Confección de Hoja de Ruta**
Marca una acción futura, ya que consignaremos en ella nuestros próximos días de actividad y donde la realizaremos dentro de nuestro territorio de trabajo. Por ejemplo, en que Hospital llevaré a cabo la función promocional por la mañana y en que horario, como así también, indicar el consultorio privado, clínica o institución en la que iniciaré la actividad en el horario de la tarde, con designación precisa de la dirección y nombre del profesional a entrevistar en primer turno.

2- **Parte Diario de Actividades**
Marca una acción pasada ya que consignaremos en ella toda la actividad desarrollada durante la semana anterior a la confección de la planilla. En ella volcaremos la tarea realizada en el Hospital con los profesionales, el material promocional entregado y todo comentario que resulte de interés para la empresa y para la optimización de mi tarea específica. Asimismo, debemos volcar toda la actividad desarrollada por la tarde en consultorios médicos como la acción comercial llevada a cabo en farmacias de la zona asignada.

3- **Fichero Médico**
La empresa tiene la obligación de facilitarle al A.P.M. un listado de médicos y/o odontólogos, denominado fichero médico, para que el representante desarrolle su actividad dentro del territorio asignado utilizando dicha información. No obstante la empresa cumpla o no con esa obligación, el A.P.M. como administrador de su zona, tiene la facultad de incorporar los profesionales que estime más importantes para el portfolio de productos conforme a la/las especialidades que la empresa determine.
En Argentina, la actividad se programa para desempeñarla por la mañana y por la tarde y esta división, nos permitirá identificar con mayor precisión al profesional de acuerdo al momento en que se lo entreviste.

Generalmente, los profesionales que integran el fichero, se contactan dentro de lo que denominamos ciclo de trabajo que puede abarcar un período de 30, 45 ó más días conforme a decisión de cada empresa. Dentro de este ciclo de trabajo, el A.P.M. debe respetar lo que se conoce como frecuencia y secuencia de visitas que sirve para obtener una equilibrada productividad en la gestión a la vez de una ordenada planificación.

4- Promedio de Visitas

Cada empresa determinará para sus representantes comerciales, el promedio de visitas que deberá cumplir en cada ciclo de trabajo promocional.

Generalmente el promedio exigido oscila entre 10 a 12 profesionales entrevistados por la mañana y entre 6 a 8 profesionales entrevistados por la tarde. Siempre debemos priorizar la "calidad" de la entrevista a la "cantidad" de profesionales entrevistados, ya que de esa entrevista al profesional seleccionado debemos obtener la máxima productividad.

5- Planilla de Rendición de Gastos

Cada empresa tiene su propio régimen de reconocer los gastos realizados por los A.P.M,s en el cumplimiento de las tareas asignadas dentro de su territorio. Las empresas pueden contemplar el reconocimiento de gastos, total y / o parcial, del automotor propiedad del A.P.M., tales como: pago de patente, gastos de mecánica, gastos de combustible, lubricantes y lavados, determinar de acuerdo a la zona asignada el kilometraje diario y / o mensual reconocido, gastos de peaje por uso de autopistas, gastos de estacionamiento, gastos de almuerzos y otros reconocimientos especiales que cada empresa acuerde con el representante conforme a su actividad. La empresa exigirá, bajo sanción de no reconocerlos, que cada gasto se presente mediante factura o ticket legalmente extendidos, autorizados por el Jefe directo o quien la empresa autorice y que cada comprobante coincida con los días efectivamente trabajados.

6- Talonario de Pedidos – Lista de Precios

Como soporte administrativo a su tarea comercial, el A.P.M. recibirá de la empresa un talonario de pedidos que utilizará y completará cuando algún cliente de su territorio le solicite, en carácter de compra, productos farmacéuticos comercializados por su empresa. El A.P.M. deberá completar la planilla del cliente con todos los datos solicitados en la misma, indicando correctamente la modalidad o condición de venta convenida para la operación. Deberá pautar el precio de venta mediante la utilización de la lista oficial del laboratorio, con la finalidad de que la transacción resulte transparente y permita ser concretada efectivamente.

7- Comentarios de Interés sobre el Territorio

El A.P.M. debe comunicar a la empresa todo acontecimiento que resulte de interés para la administración de su territorio respecto a temas de la competencia y su línea de productos, novedades en hospitales y consultorios, gestión comercial en farmacias y otros canales de venta, gestión con responsables de organizar el vademecum de productos, como cualquier otra información relevante que pueda resultar útil para su propio trabajo como para la empresa.

Función Promocional. Concepto

La función promocional es llevada a la práctica por las empresas farmacéuticas como parte de una estrategia de marketing para introducir sus productos dentro del mercado, hacerlos evolucionar, convertirlos en líderes de sus respectivos grupos terapéuticos y alcanzar los objetivos propuestos.

A través de la función promocional, se logra contactar a los clientes, conocerlos bien y establecer relaciones con ellos, fidelizarlos y comprometerlos con los fines de la empresa, entender sus necesidades y tratar de satisfacerlas. El A.P.M. cumple, en este sentido, un rol primordial, ya que mediante el ejercicio de una promoción personalizada logrará el objetivo de atraer médicos hacia la empresa y convertirlos en clientes leales. La función promocional no consiste en recitar de memoria un mensaje de marketing, muy por el contrario, la promoción es una actividad esforzada y compleja que se debe entender muy bien en cada etapa de su gestión para convertirla en algo eficaz.

Elementos Promocionales

Los elementos promocionales son todos aquellos medios de apoyo a la tarea del A.P.M., que el departamento de marketing genera para dar a conocer un producto e incrementar su penetración en el segmento en el que participa y mantenerlo en vigencia a lo largo de su ciclo de vida.

Estos diferentes materiales ayudan a quienes tienen la misión de comunicar los beneficios de un producto en el mercado, a que la comunicación resulte más efectiva y más duradera que la simple comunicación verbal. Debemos tener presente, que la empresa farmacéutica no vende literaturas, muestras médicas o bibliografía científica, vende productos medicinales, por lo tanto, es vital entender su carácter de medios de apoyo a la exclusiva acción del A.P.M.

Entre los elementos de promoción más comunes encontramos a las: muestras médicas, literatura o folleto (tarjetón, díptico, tríptico, etc.), monografías descriptiva del producto, avisos en revistas científicas, regalos promocionales (lapiceras, relojes, llaveros, etc.), videos conteniendo conferencias médicas, sistemas electrónicos de apoyo (CD Rom, bases de datos, internet, comunicaciones dirigidas a pacientes con determinada patología, etc.)

La empresa decidirá, en cada caso, cual de estos medios va a utilizar en la promoción médica que le permita el logro de mejores resultados. Es función del A.P.M., en última instancia, en el desarrollo de la entrevista personalizada, el responsable de la correcta disposición de estos elementos de promoción para que su contacto resulte rentable.

La Muestra Médica. Su Importancia.

La entrega de muestras médicas representa el medio más racional de demostrar "in vivo" la eficacia y/o tolerancia de un fármaco en el cuerpo de un paciente. Si el A.P.M. administra adecuadamente la entrega de muestras, estimula el ensayo del producto por parte del médico, fundamentalmente, en la fase de lanzamiento de éste.

Se trata de un medio de promoción costoso, por lo tanto, la política de entrega de muestras no debe resultar indiscriminada sino selectiva, procurando que el médico objetivo sea el destinatario de este valioso y útil material.

Ventaja de la Entrevista Personalizada

En comercialización, el factor más trascendental para el éxito de un producto y la subsistencia de la empresa, está representado por la receta.

Una buena entrevista médica logra que los médicos prescriban y que en consecuencia, las farmacias demanden mi producto. El rol del A.P.M. es vital para lograr atraer a los médicos hacia la compañía. Para ello, es necesario saber identificar quienes son los clientes para la empresa, conocerlos en profundidad y prestarles el servicio a la medida de cada uno.

Para lograr las recetas, se deben visitar muchos médicos, a través de entrevistas personalizadas, acorde con las necesidades de cada cliente.

El A.P.M. se convierte en el mejor medio de comunicación del sector farmacéutico, ya que mediante su profesionalidad crea un vínculo efectivo con el profesional de la salud.

El Visitador Farmacéutico, por otro lado, fortalecerá la relación con el canal farmacia, para que los productos que promociona el A.P.M. permanezcan físicamente en el lugar de expendio.

Unidad 5

Comercialización

La industria farmacéutica tiene como objetivo principal elaborar fármacos para destinarlos al uso y consumo humano. En este sentido, el sistema de comercialización y distribución dispuesto para que el consumidor tenga el producto, responde a un conjunto de tareas y operaciones de estrategia logística que involucra al productor (empresa farmacéutica), mayorista (droguería – cooperativa), redes y cadenas farmacéuticas, minorista (farmacia) y consumidor (destinatario final).

Canales de Distribución

Los canales de distribución permitidos por la autoridad sanitaria para expender productos medicinales, transfieren la propiedad del producto, sin modificarlo, hasta que llega al consumidor. Los principales canales están representados por:

1- Hospital. El hospital es un cliente importante de medicamentos que suele comprar directamente a la empresa farmacéutica como al mayorista. Dispone de un elevado poder de negociación debido al volumen de sus pedidos y también al hecho de trabajar en ellos líderes de opinión de diferentes especialidades que son consultados permanentemente por las empresas.

2- Mayoristas. Está integrada por droguerías y cooperativas – conforme a la forma jurídica que adopten – que se dedican a la compra y venta de fármacos que comercializan a sus clientes farmacias, clínicas, sanatorios y hospitales. Controlan y atienden operativamente a casi el 85% del mercado local.

3- Minoristas. Las farmacias integran este canal. Se estima que en la Argentina existe un universo de 13.000 locales. Estos clientes son tenidos cada vez más en cuenta por las empresas farmacéuticas, debido a su creciente capacidad para sustituir las prescripciones realizadas por los profesionales de la salud.

4- Grupos Farmacéuticos. Son sociedades anónimas cuyo capital es exclusivamente farmacéutico. Funcionan a través de varias bocas de expendio ubicadas en los lugares más estratégicos y con mayor densidad de población, se proveen de Mayoristas como también de las propias empresas elaboradoras de medicamentos obteniendo, en algunos casos, mayores beneficios financieros.

5- Farmacias Sindicales. Tienen un tratamiento diferencial por parte del sector empresario ya que, generalmente, dentro de la institución u obra social sindical, funciona la farmacia que provee de medicamentos y otros insumos médicos a los afiliados.

La función promocional desarrollada por el A.P.M. con el cuerpo médico que presta servicio dentro de la institución, repercute directamente en lo comercial y estas farmacias, generalmente, efectúan sus compras directamente a la empresa farmacéutica obteniendo por ello un precio diferencial que normalmente lo trasladan a sus afiliados en forma de descuentos adicionales.

Unidad 6

Tipos de Comercialización

Además de la amplia gama de canales de distribución de medicamentos que dispone la empresa farmacéutica para vender sus productos y llegar al consumidor final, el mercado farmacéutico le ofrece otros medios o tipos de comercialización, tales como: a) venta directa b) licitación c) concurso de precios.

La venta directa es aquella en la cual la empresa vende sin necesidad de recurrir a intermediarios en, por ejemplo; farmacias particulares, farmacias sindicales, farmacias pertenecientes a grupos o cadenas, farmacias gubernamentales, etc. En este tipo de clientes, la empresa conviene precios especiales de acuerdo a características o factores propios del negocio farmacéutico.

En la licitación, que puede corresponder a pública o privada según las características de contratación, la empresa pugna por la adjudicación de la mayor parte de los renglones licitados en el pliego de condiciones, con el propósito de que el Centro de Salud pueda disponer de las marcas –producto medicinal– para que el cuerpo médico conozca y compruebe la eficacia terapéutica del fármaco. Generalmente, mediante la licitación, la empresa sacrifica precio, padece una larga espera para cobrar la factura de lo adjudicado y debe cumplir engorrosos trámites administrativos (pagaré de garantía, entrega parcial o total de mercadería, inscripción en el Registro de Proveedores, etc.) No constituye, per se, el tipo de comercialización ideal, pero la empresa persigue no tanto el lucro comercial sino el rápido conocimiento del producto por el médico en el ámbito hospitalario.

El Concurso de Precios corresponde a un llamado o invitación de la institución sanitaria a las empresas del sector, para que puedan cotizar los fármacos o insumos solicitados en el pliego de condiciones que correspondan a necesidades de abastecimiento de cada institución para su normal funcionamiento.

Unidad 7

Vademecum

La esencia del Vademecum, radica en la necesidad de agrupar en un único libro, la totalidad de los productos existentes en el mercado ético de prescripción relacionados con clases terapéuticas, patologías y principios activos afines a ellas, para que el profesional de la salud –médico, odontólogo, farmacéutico, etc.– conozca su existencia al momento de prescribir y con ello mejorar la calidad de atención, como así también, optimizar la utilización de medicamentos con la finalidad de erradicar el uso indiscriminado de éstos que, generalmente, provoca gastos innecesarios en las prestaciones médicas que terminan afectando la economía de la institución y su continuidad.

Vademecum Cerrado

Este tipo de vademecum es confeccionado por la Obra Social quedando a disposición de los profesionales de la salud, farmacias contratadas y afiliados, la lista de productos medicinales que podrán prescribir (profesionales de la salud), vender (farmacias) y consumir (afiliados) con el objeto de poder controlar al máximo los gastos que se originan en el sector salud.

La característica principal del vademecum cerrado, radica en que el profesional está limitado en su libertad prescriptiva ya que debe ceñirse al listado de drogas y/o productos que la institución (pública o privada) confeccionó para tal fin. En el supuesto de que alguna droga no esté contemplada en el vademecum y, el profesional considere justificada su receta para el tratamiento de una enfermedad en particular, está autorizado a indicarlo aún cuando el afiliado no reciba el beneficio del descuento que determine su plan de cobertura.

En la determinación del vademecum interviene una Comisión Técnica integrada por médicos farmacólogos, farmacéuticos y peritos especializados en el área salud que diseñarán el listado de drogas, clases terapéuticas, descuentos por categorías de drogas, situación del paciente (ambulatorio, internado, plan materno–infantil, oncológico , etc.), altas y bajas de drogas y/o marcas comerciales, etc.

Vademecum Abierto

Las instituciones públicas, privadas, de medicina prepaga, han adoptado como modelo el Formulario Terapéutico Nacional (vademecum de la C.O.M.R.A. –Confederación Médica de la República Argentina–). La COMRA elaboró su primer Formulario Terapéutico en el año 1978 y a partir del año 1986, con el aporte de un Comité de Expertos en materia sanitaria, viene elaborando diferentes ediciones del Formulario. El cuerpo médico argentino dispone a través del Formulario Terapéutico de información actualizada, objetiva y detallada sobre patologías y medicamentos de acuerdo a pautas sugeridas por la OMS –Organización Mundial de la Salud–.

Gerenciamiento del Servicio de Salud

En la década del '90, surgieron empresas intermediarias actuando en el Sistema de Salud, que haciéndose cargo de los servicios sanitarios de las instituciones, a cambio de un valor fijo por beneficiario, gerenciaron un tema tan serio y responsable como es la salud humana privilegiando el resultado económico y relegando, casi siempre, el servicio y la calidad en las prestaciones.

Condiciones Especiales

Dentro de los objetivos propuestos en el plan anual de marketing está, entre otros, el logro de un determinado volumen de ventas que brinde a la empresa un margen razonable de beneficios.

El esfuerzo para su consecución, significa un reto y una motivación para todos los integrantes de la organización. En este proceso lógico, el plan de marketing debe preveer las condiciones especiales en las que se desarrollará la venta de productos medicinales para que estos generen rentabilidad. Dentro de estas condiciones especiales de comercialización encontramos con mayor frecuencia a: a) plazo, b) bonificación, c) cuota de venta, d) apertura de cuenta corriente, e) nota de crédito y débito, f) cobranzas y estado de cuenta del cliente.

Entre la empresa farmacéutica y los clientes de los diferentes canales autorizados, acuerdan realizar operaciones de compras y venta de fármacos respetando **plazos de pago** (varía conforme al tipo de cliente y al volumen de la operación), si incluye alguna **bonificación** en unidades (14 x 12 ó 18 x 12) o descuentos financieros (5% ó 10% descuento sobre el precio salida de laboratorio) u otra operación que resulte atrayente para ambas partes. Generalmente, la empresa establece una **cuota de venta** para cada cliente que podrá variar, en más o en menos, de acuerdo a los cambios operados en los territorios a cargo de la red de ventas. El plan de marketing contempla la incidencia de estas cuotas de ventas en el resultado comercial del año.

Para un mejor y correcto control administrativo, la empresa dispone de un formulario de **apertura de cuenta corriente** donde el responsable de ventas incorporará todos los datos solicitados para la apertura sin omitir ningún item, ya que la omisión de alguno de ellos puede ocasionar un serio perjuicio legal para la empresa. Las **notas de crédito y débito** (saldos contables a favor o en contra de la empresa o el cliente) son operaciones normales dentro de las transacciones comerciales del sector farmacéutico. Por último, la empresa lleva un **registro o estado de cuenta** de cada cliente, en el que anota todas las operaciones realizadas dentro del período comercial como así también, las **cobranzas** pendiente de pago y las de vencimiento diferido o futuro.

Unidad 9

Marketing. Concepto

El Marketing es una ciencia moderna, por lo tanto son muchos los autores que han aportado su definición para tratar de explicar lo que significa. El Lic. Emilio Atmetlla, especialista en mercadotecnia español, nos dice: "el marketing es una disciplina científica que se encuadra dentro de las ciencias sociales utilizando las técnicas a su alcance para facilitar la toma adecuada de decisiones. Dentro de ella se integran parcialmente otras materias relacionadas, como pueden ser la psicología, la sociología, las ciencias de la comunicación, etc.". Por su lado, el reconocido gurú norteamericano del marketing Philip Kotler, nos entrega la siguiente definición: "la satisfacción de las necesidades del consumidor depende en mayor o menor medida de que todas las funciones de la empresa se realicen correctamente y pensando en el cliente". Por nuestra parte, entendemos que "marketing consiste en utilizar técnicas y procedimientos que, de alguna manera, facilite la venta de productos y servicios a un cliente que necesite de ellos, dentro de un mercado existente y en un momento determinado".

En la Argentina, hasta el presente, se privilegia la rapidez de los resultados antes que un correcto diagnóstico mercadotécnico. Aún cuando los resultados no se dan, algunos –ejecutivos y empresarios– siguen empeñados en aplicar el "marketing de entre casa" o el "marketing intuitivo". Conociendo y valorando que Argentina tiene un grupo de ejecutivos talentosos en marketing farmacéutico,creo que ha llegado el momento de formar a otros en principios, técnicas, experiencias, estrategias, capacitación y liderazgo, para exportar material humano especializado en marketing de la salud buscando como objetivo el reconocimiento internacional.

Marketing Farmacéutico. Concepto

Dentro de una empresa, el marketing se puede desarrollar desde dos aspectos: a) marketing como misión de empresa y b) marketing como operación primordial de la empresa.

El marketing como misión afecta a todos los departamentos de la empresa: producción, finanzas, recursos humanos, capacitación, etc. Aquí el objetivo básico del marketing consiste en organizar los diferentes departamentos y darle los medios más idóneos para dotar a su estructura de mayor eficiencia.

El marketing como operación, involucra exclusivamente al Departamento de Marketing con todas sus áreas (Investigación de Mercado, Planificación y Control Comercial,

Targeting, Estrategia, etc.). El marketing operativo es la función que permite obtener la información necesaria para la toma de decisiones que necesita la empresa. Ante lo expuesto afirmamos que la justificación del marketing farmacéutico radica en el profesional de la salud que receta y en el paciente que en definitiva compra el producto. Las características y necesidades de estos, determinan el tipo de medicamentos a investigar, elaborar y ofrecer para la venta. A partir del año 1.990, una serie de factores han motivado a las empresas farmacéuticas a profundizar con mayor profesionalidad el manejo del marketing de la salud, a saber:

1- Falta de nuevos fármacos innovadores.
2- Clientes menos fieles a las marcas.
3- Competencia más agresiva y tecnificada.
4- Mayor dificultad para retener clientes.
5- Mayores costos en medios de comunicación.
6- Régimen de Ley de Patentes.
7- Régimen legal de recetar por principio activo.
8- Estrategias para ganar el "mostrador" de la farmacia.

Información básica de Marketing Farmacéutico

Medicamentos Originales

La especialidad medicinal original, se basa principalmente en la promoción a través de la red de ventas, destacando los valores de orden terapéutico tales como: eficacia, tolerancia, efectos adversos, presentaciones, concentración, etc. como así también con el resto de elementos del marketing mix de comunicación como: publicidad médica, muestras médicas, marketing directo, congresos, jornadas científicas, etc. Las empresas que elaboran fármacos originales gozan de la protección que le brinda la ley de patentes, pueden, en cualquier momento, fomentar licencias y acuerdos de co-marketing entre empresas del sector sean o no descubridoras de drogas originales.

Medicamentos Genéricos

La ausencia de una ley de Patentes de productos medicinales anterior a la sanción de la ley que rige a partir del año 2.000, hizo que en nuestro país se haya dado la comercialización de productos genéricos que corresponden a copias con marca registrada del producto original. Se estima que esta categoría de productos en Argentina registra un porcentaje superior al 10% de las marcas comercialmente vigentes.

Generalmente estos productos compiten básicamente por precio, merced a sus bajos costos en I + D. No incluye, en la mayoría de los casos, la promoción médica resultando el aspecto comercial (venta directa en farmacias) el motor de su operatividad.

Ley Nª 25.649 de Promoción de la Utilización de Medicamentos por su Nombre Genérico.

Conforme al Decreto 987/2003 se aprueba la Reglamentación de la Ley de Promoción de la Utilización de Medicamentos por su Nombre Genérico, Nª 25.649 que establece que toda receta médica u odontológica debe efectuarse expresando el nombre genérico del medicamento o Denominación Común Internacional (DCI), seguida de forma farmacéutica, cantidad de unidades por envase y concentración, garantizándose la libre prescripción de los profesionales de la salud. Cuando el profesional de la salud considere que no cabe reemplazar el medicamento denominado por marca, la reglamentación prevé que en la misma receta el profesional deberá consignar el nombre genérico (principio activo), seguido del de la marca, agregando a continuación de la firma correspondiente a la prescripción la leyenda "justificación de la prescripción por marca", dejando nuevamente asentada su firma y sello. Por su parte, el farmacéutico tendrá un rol fundamental en la implementación de esta normativa, al momento de la venta del medicamento: si la receta consigna exclusivamente el nombre genérico, tendrá la obligación de informar al público todas las especialidades que contengan el mismo principio activo o combinación de ellos, como así también los distintos precios de los productos, los que deberán estar en un lugar visible de su local.

La libertad de elección por parte del paciente constituye el principal instrumento de esta operatoria. El paciente decidirá, en definitiva, frente a las diferentes opciones de productos que le presenta el farmacéutico, si opta por comprar la marca que su médico le recetó, apoyado en la confianza que le brinda la imagen del laboratorio y la efectividad terapéutica, o bien, decidir adquirir otro producto de aparente característica similar pero diferente al que le recetaron, que compiten básicamente, por precio. Sería deseable que el paciente respetara la marca que el médico prescribió, confiando en su arte y ciencia.

Mercado y Segmentación del Mercado.

Todos los productos farmacéuticos que integran el mercado generan volumen de ventas (unidades y valores), provocado por los prescriptores que utilizan los diferentes productos disponibles para satisfacer una indicación terapéutica determinada. En el mercado farmacéutico global intervienen todos los grupos terapéuticos que lo forman. Dentro de éste gran mercado encontramos el mercado objetivo al que se dirigirá cada producto, ya que, en muchas ocasiones, es imposible acceder simultáneamente a todo el universo de clientes.

La segmentación es el elemento clave que permite dividir el mercado en grupos de clientes a los que se puede ofrecer productos individualizados que cubran sus necesidades.

Segmentar, dentro del marketing farmacéutico, significa dividir en grupos homogéneos de médicos que tienen necesidades similares en relación al producto o bien reaccionan en forma parecida.

Segmentar, nos permitirá diseñar estrategias y emplear elementos del marketing mix que podamos utilizar en la selección del conjunto de médicos considerados como prescriptores potenciales del producto.

Segmentación y Estrategia

Dividido el mercado en diferentes segmentos, la elección del mercado objetivo depende de tres aspectos fundamentales:

1- el atractivo económico que presenta el segmento en cuánto a posibilidad de crecimiento, sensibilidad al precio, dimensión y volumen actual, etc.

2- que está haciendo la competencia en ese segmento, grado de penetración y reacción frente a nuevos competidores.

3- Que valor agregado o diferenciación le va a ofrecer a los prescriptores el nuevo producto para que tenga posibilidades de éxito.

Frente a este proceso de selección y segmentación del mercado objetivo, empleamos diferentes clases de estrategias que enumeramos a continuación:

a) **Estrategia Global.** Es la que trata a los diferentes segmentos que integran el mercado de la misma forma, utilizando las características comunes de éstos y no las diferencias que tienen. Ejemplo: los AINE (antiinflamatorios no esteroides) participan en casi todos los segmentos ofreciendo los mismos beneficios terapéuticos.

b) **Estrategia Focalizada**. Se desarrollan estrategias específicas para cada segmento seleccionado persiguiendo la diferenciación. Esta estrategia concentra la atención en buscar varias ventajas diferenciales para poder satisfacer las necesidades que se presentan en los diferentes segmentos. Ejemplo: los antibióticos desarrollan estrategias diferentes, en cuánto a ventajas y beneficios, de acuerdo al segmento seleccionado ya se trate de un antibiótico con actividad para urología, neumonología o ginecología.

c) **Estrategia de Concentración**. Es la estrategia que utiliza marketing cuando decide participar en un segmento determinado prescindiendo del resto. Esta estrategia genera mayores riesgos ya que si ella no funciona, la consecuencia es el fracaso total del producto. Ejemplo: cuando un producto se promociona exclusivamente en un grupo de especialistas y no al resto de los médicos generales, se espera provocar con la utilización de esta estrategia que el producto logre un alto punto de reconocimiento en el tratamiento de determinada patología.

Segmentación y Posicionamiento

Hay que destacar la íntima relación –como ya señalamos– que existe entre segmentar el mercado objetivo y la estrategia de posicionamiento. El posicionamiento está ligado a las percepciones de los prescriptores (profesionales de la salud) y sus reales necesidades. Los diferentes segmentos deben ser estimulados a través de diferentes estrategias de posicionamiento. El posicionamiento tiene como objetivo identificar, comunicar y obtener que una ventaja competitiva del producto, resulte percibida como una respuesta a las necesidades del mercado objetivo que hemos identificado.

La finalidad última del posicionamiento es ofrecer un beneficio al cliente, que los productos de competencia que intervienen en el mercado no ofrecen o no pueden ofrecer.

Todos los elementos del marketing mix deben concentrar su esfuerzo para lograr una imagen veraz y razonable del producto para que éste resulte creíble para el que tiene la acción de recetar.

Características y Beneficios

Todo producto posee, por una parte **características** propias que son demostrables, tangibles e independientes de toda subjetividad; como por ejemplo: tamaño del envase, líquido con sabor agradable, forma de presentación, fórmula química, etc.

Por otra parte, los productos se elaboran y se venden con el objetivo que brinden un **beneficio** relacionado con la eliminación de los síntomas o la cura de la enfermedad.

Debemos tener presente que la venta se realiza por los beneficios reales que el producto hace y, no debido a las características del mismo. No obstante creemos, que las características del producto, a través de los beneficios que ofrece, satisfacen globalmente las necesidades de cada segmento del mercado y favorecen la venta del producto, respecto a lo que ofrece la competencia.

Marca

Los productos farmacéuticos son generalmente conocidos a través del uso de una marca. Entonces, la marca es un nombre, símbolo, diseño o combinación de ellos que sirve para identificar un producto o una empresa y diferenciarlo de los de la competencia. Existen requisitos para identificar una marca que resultan básicos, como por ejemplo que sean de fácil lectura, escritura, pronunciación y recordación. Además, debe ser distinta a la de competencia, debe ser registrable por el Registro de Marcas de la Propiedad Industrial y puede asociarse al principio activo que le da origen, ejemplo: Sildefil (sildenafil), Nimodilat (nimodipina), Amoxidal (amoxicilina), Ibupirac (ibuprofeno), etc.

Target

La Industria Farmacéutica invierte recursos económicos en trabajos de inteligencia estratégica para obtener un mejor rendimiento de la función promocional en las distintas etapas del proceso. Todo producto, a partir de su lanzamiento, sigue natural y expontáneamente, un proceso de etapas sucesivas en las que va siendo adoptado por los distintos segmentos que componen el mercado total. Es el profesional de la salud –médicos y odontólogos– el cliente objetivo (target) primordial de los productos de prescripción y, como tal, el esfuerzo debe concentrarse en mantener activos a los mejores profesionales en cada especialidad –conforme a la integración de la cartera de productos comercializados– dentro de los diferentes territorios administrados por la red de ventas.

El mercado farmacéutico ofrece a las empresas del sector, auditorías especializadas en recoger datos siguiendo criterios demográficos, geográficos y psicográficos o de comportamiento que aportan información sobre:

a) perfil del médico
b) potencial de receta por territorio
c) médicos prescriptores por patología
d) actitud prescriptiva del médico frente a la patología
e) padrones territoriales abiertos por especialidad
f) tendencia a la monodroga y / o asociaciones

Estos sistemas disponibles para todas las empresas, se cumplimentan con el aporte de la propia red de ventas que incluye información sobre comportamientos del profesional frente a las diferentes marcas y/o drogas, sensibilidad al precio del producto, actitud frente al resto de los elementos del marketing mix, grado de fidelidad hacia productos de la empresa, etc. En conclusión, la selección del target que propone el departamento de Targeting, constituye el eslabón más importante de éste proceso que permitirá a la empresa creer en su desarrollo.

Ciclo de Vida de un Producto

Lo que ocurre con cualquier ser vivo, los productos cumplen con un ciclo vital en el mercado: a) nacen b) se desarrollan c) maduran d) declinan o mueren.

Este proceso del producto en el mercado es lo que se conoce como ciclo de vida. Cada una de las fases descriptas es útil como marco para la formulación de estrategias de marketing, ya que la ubicación del producto en el portfolio de la empresa está muy relacionado con su posición en el ciclo de vida y condiciona además, el lanzamiento de futuros productos.

a) **Fase de Nacimiento**
   El producto se lanza al mercado esperando de él un sostenido crecimiento. Es un período en el que la aceptación inicial del producto puede estar en duda ya que se presenta al profesional por primera vez.
   Durante este período, la inversión en promoción resulta importante porque se debe romper la resistencia inicial del profesional.
b) **Fase de Desarrollo**
   Una vez que el profesional ha aceptado el concepto del producto, la resistencia al mismo es menor y se inicia una etapa de crecimiento.
c) **Fase de Madurez**
   Puede pasar que, a pesar de todos los esfuerzos de la empresa el crecimiento de las ventas se vuelve cada vez más lento hasta mesetarse. Debemos considerar que la competencia produce otros lanzamientos en el mismo segmento y presiona fuertemente sobre nuestro producto.
d) **Fase de Declinación**
   Las ventas y los beneficios siguen descendiendo. Mientras tanto, el marketing estratégico aconseja eliminar presentaciones que aportan poca rentabilidad. Una de las razones que suceden en esta fase, radica en que el producto presenta menor eficacia terapéutica respecto a otras alternativas más modernas.

Unidad 10

Investigación de Mercado

Investigar el mercado en la industria farmacéutica es definida por la American Marketing Association de la siguiente manera: " la investigación de mercados es la función que relaciona al consumidor, al paciente y al público con el especialista de mercado a través de la información. Esta información será utilizada para identificar y definir las oportunidades y los problemas de mercadeo".

Para Alberto Levy " la investigación de marketing deberá permitir la disminución del grado de incertidumbre en el proceso de toma de decisiones".

El Lic. Emilio Benavent, especialista en marketing de medicamentos en España, la define como "la búsqueda y obtención de los datos necesarios para la planificación de marketing. Sustituye la intuición por la información disminuyendo de esta forma el riesgo en la toma de decisiones". El mismo autor nos dice que el término "investigación de marketing" es más amplio que el de "investigación de mercado", ya que puede versar sobre otros aspectos además de ésta: producto, precio, distribución, publicidad, competencia, etc. y en definitiva sobre cualquier otro tema que pueda afectar a la toma de decisiones de marketing.

En la Investigación de Mercado intervienen 4 pilares básicos que cumplen diferentes roles:

1- **Empresa**. Constituye el marco en donde habita la investigación.
2- **Infraestructura**. Está representada por los activos económicos y financieros, sus bienes intangibles (marcas) y sus bienes.
3- **Recursos Humanos**. Es el capital mayor de la empresa y la clave del éxito o fracaso de la misma.
4- **Información**. Son los datos con que cuenta la empresa para la toma de decisiones y en consecuencia disminuir el riesgo.

Objetivo de la Investigación

La investigación persigue el objetivo de tratar de entender y comprender lo que desea el consumidor. La industria farmacéutica constituye un sector privilegiado en lo que respecta a la cantidad de información disponible del mercado. Ningún otro sector industrial conoce con tanta precisión sus porcentajes de participación ni está tan familiarizado con los hábitos de los consumidores. Uno de los más encumbrados científicos del marketing mundial –Philip Kotler– denomina a las técnicas utilizadas para investigar las 4 P.

1- Producto: ¿ qué desea el consumidor ?
2- Precio: ¿ cuánto está dispuesto a pagar ?
3- Promoción: ¿ qué desea escuchar ?
4- Plaza: ¿ donde y cuándo lo desea ?

La combinación de los elementos del marketing mix debe integrarse en el plan de marketing, y dirigirse al mercado objetivo previamente seleccionado. La investigación debe favorecer el desarrollo de una planificación criteriosa y homogénea con la finalidad de producir efectos sinérgicos.

Tipos de Investigación

Tenemos investigación de tipo cuantitativo y cualitativo. La investigación **cuantitativa** utiliza la matemática y la estadística para el desarrollo de su trabajo. La investigación **cualitativa** analiza lo motivacional del comportamiento del consumidor, el método de la observación, la entrevista personalizada, la encuesta y la experimentación.

Pasos en el Proceso de Investigar

El proceso de investigar, requiere de la implementación de dos pasos que resultan decisivos al momento de evaluar los resultados, ellos son:

1- evaluar el valor de la información a obtener
2- asegurarse de que la investigación a llevar adelante es: relevante, oportuna, eficiente y exacta.

En todo proceso de investigación intervienen los siguientes factores:

a) definir previamente el problema
b) diseñar el modelo de la investigación
c) recopilar información útil
d) procesar e interpretar la información recogida
e) la información debe ser clara, confiable y oportuna
f) almacenar el stock de información que no utilizamos
g) planificación final y control de la investigación.

La investigación de mercado es entonces, un proceso que transforma los datos disponibles en el mercado en información susceptible de ser utilizada en la toma de decisiones.

Este proceso de investigar admite encuestas al cuerpo médico en general, encuestas a la red de ventas, encuestas sobre la imagen de la empresa como tal y dentro de los segmentos terapéuticos en los que participa, métodos estadísticos de análisis, encuestas a los pacientes, etc.

Auditorías de Mercado Disponibles

Como ya señalaramos al tratar el objetivo de la investigación, la industria farmacéutica es uno de los sectores que mayor cantidad de datos dispone, tanto de origen interno como externos. Dentro de estos últimos, las empresas que se ocupan de brindar servicio farmacéutico, ponen a disposición del sector una serie de auditorías cuali–cuantitativas que pasamos a mencionar.

La empresa IMS Argentina pone a disposición de la industria, un grupo de valiosos productos que se utilizan para medir el mercado farmacéutico en nuestro país, entre ellos encontramos:

1- **P.M.A. (Mercado Farmacéutico Argentino)**
Es una auditoría basada en los datos proporcionados por 57 farmacias y 37 mayoristas en la Argentina. Los valores de la muestra son proyectados. El uso de esta herramienta de mercadotecnia nos permite registrar la información en unidades y valores de la totalidad de los productos que integran el mercado ético de receta y el mercado de venta libre, también conocido bajo las siglas de origen inglés O.T.C. (over the counter). Asimismo, nos permite conocer la evolución mensual, trimestral y anual en unidades y en valores de todos los productos, la evolución del precio medio, la evolución de los nuevos productos cuyo lanzamiento no supere los 12 meses como así también en los últimos 24 meses de los tres mercados –total, ético y venta libre–, proporciona la nómina de laboratorios con todo su portfolio de productos abierto en unidades y valores, detalle de todos los grupos terapéuticos con sus respectivos segmentos –información indispensable para la confección del plan de marketing–, etc.

2- **D.D.D. (Datos de Distribución de Drogas)**
Representa un sistema informativo que asegura al laboratorio no sólo la posibilidad de identificar al responsable de sus ventas, sino también relacionarlas con la performance de cada uno de sus competidores en cada territorio. El D.D.D. reúne y provee información proporcionada por los mayoristas (droguerías y cooperativas) que participan del sistema. Registran las ventas que se hacen del mayorista a la farmacia cliente mediante el Código Postal correspondiente y se analiza el consumo de unidades y valores de cada territorio.
El D.D.D. es un Libro de Auditoría que se diseña a medida de la empresa solicitante, por producto, grupo de productos propios y / o competencia. La información se puede leer en forma mensual, trimestral, acumulado en el año o en los 12 meses móviles (T.A.M. total anual móvil).

3- **INTE (Indice Nacional de Terapéutica y Enfermedades)**
Suministra el perfil estadístico de práctica médica, que le permite a los gerentes del área de marketing relacionar el uso de las drogas con diagnósticos asociados y características o modalidades prescriptivas de los médicos.
¿Que datos recolecta el INTE?. Edad, sexo del paciente, tipo de consulta, lugar de visita, diagnósticos, drogas, forma de la dosis, acción deseada, productos solos y/o combinados con otros fármacos.

4- **CLOSE – UP**

Es una auditoría que analiza los hábitos prescriptivos del médico a través de un documento escrito llamado receta. El Close – Up nos permite conocer lo que el médico hace y no lo que dice que hace. Toma muestras del universo de recetas que generan los médicos directamente en el punto de venta, la farmacia.

La farmacia constituye el canal de alimentación para la obtención de receta, con exclusión de otra fuente que distorcione la muestra estadística. Inclusive, también se tiene en cuenta la ubicación del panel de farmacias de acuerdo a la población geográfica médica de cada uno de los territorios. Los datos obtenidos no son proyectados, reflejan en forma fidedigna la información obtenida de las farmacias integrantes del sistema mediante el procesamiento de datos.

5- **AUDIT PHARMA**

El objetivo de esta auditoría es brindar información sobre el grado de preferencia o aceptación de los distintos mercados terapéuticos por parte de los médicos. Nos proporciona un perfil del médico. Se obtiene microfilmando recetas en un panel de farmacias y no se proyectan los datos obtenidos.

Esta auditoría se entrega con una frecuencia trimestral y el banco de datos incluye información acumulada de los últimos 12 meses.

Unidad 11

Selección de Personal

El mercado de recursos humanos está conformado por el conjunto de individuos aptos para el trabajo, en determinado lugar y en determinada época.

Por su amplitud y complejidad, el mercado de recursos humanos puede segmentarse por grados de especialización (mercado de médicos, mercado de apm,s, mercado de administrativos de ventas, mercado de gerentes, mercado de supervisores, etc.)

En general, el mercado de recursos humanos actúa como un espejo del mercado de trabajo: en cuanto uno está en oferta, el otro está en demanda, y viceversa. Hay un intercambio continuo entre el mercado de recursos humanos y el mercado de trabajo. Los dos interactúan entre sí y están bajo influencia mutua y continua.

La Importancia de la Selección de Personal

El reclutamiento y la selección de personal son dos fases de un mismo proceso: conseguir recursos humanos para la organización. La importancia de la selección de personal radica en escoger entre los candidatos reclutados a los más adecuados para ocupar los cargos existentes en la empresa. De esta manera, la selección busca solucionar dos problemas fundamentales:

1- adecuación del candidato al cargo
2- eficiencia del mismo en el cargo.

El criterio de selección se fundamenta en los datos y en la información que se posean respecto del cargo que va a ser ocupado. Las condiciones de selección se basan en las especificaciones del cargo cuya finalidad es dar mayor objetividad y precisión a la selección del personal para ese cargo.

Si todos los individuos fueran iguales y reunieran las mismas condiciones para aprender a trabajar, la selección no sería necesaria; pero hay una enorme gama de diferencias individuales, tanto físicas (estatura, peso, sexo, complexión física, fuerza, destreza, agudeza visual y auditiva, etc.) como psicológicas (temperamento, carácter, aptitud, inteligencia, etc.) las cuales llevan a que las personas se comporten y perciban las situaciones de manera diferente, y a que logren mayor o menor éxito en el desempeño de sus funciones en la organización.

Los Medios de Reclutamiento

Los candidatos, empleados o disponibles, pueden ser **reales** (los que están buscando empleo o pretenden cambiar el que tienen) o **potenciales** (los que no están interesados en buscar empleo). Los candidatos empleados, sean reales o potenciales, están trabajando en alguna empresa o inclusive en la nuestra. Tenemos dos medios de reclutamiento: el interno y el externo.

Reclutamiento Interno

Al presentarse determinada vacante, la empresa intenta llenarla mediante la reubicación de sus empleados, los cuales pueden ser ascendidos (movimiento vertical) o transferidos (movimiento horizontal) o transferidos con promoción (movimiento diagonal). El reclutamiento interno exige una intensa y continua coordinación e integración entre las diferentes areas de la empresa.

Ventajas del Reclutamiento Interno

a) es más económico para la empresa, pues evita gastos de avisos de prensa u honorarios de empresas especializadas en reclutamiento.
b) es más rápido, dependiendo de la posibilidad de que el empleado se transfiera o se ascienda de inmediato, y evita las frecuentes demoras del reclutamiento externo esperando la repercusión del aviso, la espera de los candidatos, la demora natural del propio proceso de admisión, etc.
c) presenta mayor índice de validez y de seguridad, puesto que ya se conoce al candidato, se lo evaluó durante cierto período y fue sometido al concepto de sus jefes.
d) Representa una poderosa fuente de motivación para los empleados, pues estos vislumbran la posibilidad de progreso dentro de la organización.
e) Desarrolla un sano espíritu de competencia entre el personal, teniendo presente que las oportunidades se ofrecerán a quienes realmente demuestran condiciones para merecerlas.

Reclutamiento Externo

Se produce cuando al existir determinada vacante, una empresa intenta llenarla con personas extrañas a ésta.

Ventajas del Reclutamiento Externo

a) trae "sangre nueva" y nuevas experiencias a la organización. La entrada de recursos humanos ocasiona siempre una importación de ideas nuevas y diferentes enfoques.
b) Renueva y enriquece los recursos humanos de la organización, sobretodo cuando la política consiste en recibir personal que tenga idoneidad igual o mayor que la existente en la empresa.
c) Aprovecha la inversión en capacitación y desarrollo de personal efectuadas por otras empresas o por los propios candidatos.

La Selección de Personal a Nivel Empresarial

La selección de personal es una actividad estructurada y planificada que permite atraer, evaluar e identificar con carácter predictivo las características personales de un conjunto de sujetos que se diferencian de otros y lo hacen más idóneos, más aptos o más cercanos a un conjunto de características y capacidades determinadas de antemano como requerimientos críticos para el desempeño eficaz y eficiente, de una cierta tarea profesional.

Una buena selección de personal resulta evidente a nivel empresarial, ya que una persona bien seleccionada se compromete más con la tarea y potencia su rendimiento. Esto implica un ahorro de tiempo y dinero importante porque la formación que se le da a un empleado y la experiencia que adquiere estarán resguardadas y aprovechadas en la persona justa, quedando asegurada la continuidad de la tarea.

El secreto de una buena selección y, que por cierto, repercuta a nivel empresarial radica en que el area de Recursos Humanos posea un conocimiento exhaustivo y abarcativo de las características de cada puesto, y también de la cultura organizacional, para así encontrar la persona indicada para el cargo que no será ni "la más sana o la más inteligente o la más capaz" sino aquella que por sus rasgos personales y técnicas se adecue mejor al perfil previamente confeccionado.

Curriculum Vitae

Una vez que la búsqueda ha sido autorizada, se inicia la etapa de comunicar en forma externa –Consultora de Empleos, publicación en diarios, etc.– o interna –banco de datos de la empresa, recomendaciones del propio personal de la estructura comercial, etc.– la necesidad de incorporar personal para ser afectado a cumplir diferentes funciones en determinada area de la empresa.

En esta instancia, el elemento escrito esencial para presentarnos en sociedad y contar claramente las habilidades que acredito en determinada area, lo constituye el curriculum vitae. Es una especie de autobiografía del pasado y el presente en forma resumida que contribuye a que la empresa comience a conocerme.

Los curriculum se reciben, se seleccionan aquellos que más se ajustan al perfil del puesto y se inicia el proceso de citar a los postulantes para iniciar una serie de entrevistas, con el objeto de conocer, con mayor profundidad a la persona y poder determinar a quien tenga las mejores condiciones para el puesto buscado.

Perfil de Búsqueda

Se denomina perfil de búsqueda, a la etapa en la que el area de Recursos Humanos de la empresa se reúne con el departamento que requiere el empleado a seleccionar. Esta reunión servirá para registrar los datos formales requeridos así como los no manifiestos que pudiere percibir.

Trabajar sin un perfil es como hacerse cargo de hacer magia. Trabajar sobre el perfil, permite evaluar las características elegidas y ponderar, en una escala, el grado en el que pueden ser apreciadas. Se requiere conocer las características del perfil más relevantes y cuales pueden considerarse complementarias.

Definir el perfil me permite funcionar con mayor objetividad, puesto que el selector no se maneja con el que más le gusta, le cae más simpático, manejado por su subjetividad, sino que será elegido aquel candidato que coincide con el perfil recogido.

Seleccionar no resulta una tarea sencilla, requiere sentido común, capacidad de escucha y disposición para empezar a jugar con los datos obtenidos.

En líneas generales, el seleccionador debe tener claro que no adivina el futuro si puede hacer una descripción de la personalidad del postulante, clara, profunda, de su funcionamiento en general de aquellas condiciones que lo acercan al perfil y aquellas que lo alejan.

Debe aprender a percibir, evaluar y sacar sus propias conclusiones, advertir el clima que percibe que le permita ajustarse al perfil de búsqueda diseñado.

Tipos de Test Psicotécnicos

Los test proyectivos nos permiten obtener en un corto tiempo información precisa sobre distintos niveles de funcionamiento mental.

Ciertos contenidos que no son dichos por los evaluados en las entrevistas personales, son sacadas a través de las proyecciones que se producen en los distintos tests.

Es un medio adecuado para conocer al entrevistado, en la medida en que el test lo enfrenta con aspectos de una realidad con características inestructuradas o de estructuración poco usual a la que debe reorganizar apelando a modelos internos.

Al no conocer el sujeto qué es lo que se desea saber de él, resulta más fácil el afloramiento de cierto material muchas veces conscientemente reprimido. En general, cuando se toma un Psicotécnico se administra una batería de test, puesto que a través del cotejo de los distintos ítems y las distintas técnicas adquirimos mayor seguridad en las hipótesis formuladas.

Las técnicas más utilizadas para selección de personal son: 1) Test de Rorschach. 2) Técnicas Proyectivas Gráficas (Casa – Arbol y Persona H.T.P.) y 3) Test de Bender.

Test de Rorschach

Es uno de los test de personalidad más completos y complejos que existen. Está compuesto por 10 láminas con manchas, cada una de ellas con un significado específico. El modo de evaluación es por un lado cuantitativo, a través del tipo de respuestas, que son tabulados con una clasificación especial. Por el otro lado está la evaluación cualitativa o dinámica que analiza el significado de cada respuesta en relación al estímulo que ésta despierta.

A través del análisis cuantitativo se consigue investigar el tipo de inteligencia que el sujeto tiene. Cuál es su tipo de pensamiento. Cómo es el modo en que percibe la realidad, si es detallista o no, si es capaz de tener razonamientos que impliquen capacidad de abstracción y conceptualización o simplemente su pensamiento es práctico y lo habilita para maniobrar con objetos concretos.

El tipo de inteligencia que investiga el Rorschach, no es un C.I. (cociente intelectual) desprovisto de contenido, sino que nos permite ver cómo funciona esa inteligencia.

Técnicas Proyectivas Gráficas

Detectan con precisión los niveles profundos de inteligencia y estructuración de la personalidad. El dibujo surge en la evolución como expresión de la necesidad infantil de recreación de los objetos internos y del mundo interno, sentido profundo que conserva en la vida adulta. El producto gráfico es quizás el que más claramente visualizamos, desde nuestra perspectiva de observadores, como los "objetos que es capaz de crear el entrevistado".

Test de Bender

Se trata de una serie de tarjetas con dibujos estructurados impresos en ellas que el sujeto deberá copiar con la mayor precisión que pueda.

Este test detecta posibles disfunciones cerebrales.

Entrevista de Selección

La entrevista es una situación de interacción dinámica a través del lenguaje entre dos personas (entrevistador y entrevistado) en la que se produce un intercambio de información con un propósito determinado.

La entrevista es el marco más utilizado en el proceso de selección; muchas veces resulta central y definitoria a través de la cual, tanto el selector como el postulante puede obtener su propósito.

La entrevista consiste en efectuar un número entre diez y veinte preguntas de diferente tenor con el fin de analizar las respuestas emitidas por el postulante. Las preguntas pueden ser cerradas o abiertas, dado que una respuesta puede generar otra serie de preguntas.

Podemos diferenciar tres tipos de preguntas, las de reconocimiento general, las que apuntan a conocer nuestras **habilidades** y las que destacan nuestras **competencias.**

Desde ya, las mismas están ligadas a las características del puesto y quedan fuera de este sistema las específicas de la tarea o las que nos llevan a conocer características puntuales del postulante.

Por **habilidades** entendemos los conocimientos operativos que tiene cada postulante para la realización de la tarea, debemos tener en cuenta que esta condición siempre es adquirida por el aprendizaje, experiencia o por el entrenamiento que le permite mejorar su capacidad.

Pueden incluirse dentro de las **Habilidades** conceptos como: capacidad para realizar volumen de trabajo, calidad de trabajo, iniciativa, interés de aprender, cumplimiento de normas, etc.

Por **competencias** entendemos las condiciones subjetivas o adquiridas que posee cada persona y la hace competente para la realización de una tarea o varias y es uno de los requerimientos más importantes para un postulante. Podemos incluir: adaptabilidad, flexibilidad, trabajo en equipo, dinamismo, trabajo bajo presión, capacidad para relacionarse, iniciativa, liderazgo, capacidad analítica, etc.

Competencia, también es la cualidad para poder conectarse con otras areas que dispongan de relación con su tarea o para un posible proyecto de desarrollo personal dentro de la empresa.

Preguntas más Comunes en toda Entrevista

Enunciaremos un conjunto de preguntas básicas que suelen manejarse en una entrevista de selección:

1- ¿ Cuánto pretende ganar en esta tarea ?
2- ¿ Qué es lo que más valora o desmerece de las personas que trabajan con Usted ?
3- ¿ Por qué quiere cambiar de trabajo ?
4- ¿ Cuáles son sus cualidades positivas y negativas ?
5- ¿ En sus tareas anteriores, cuál fue su mayor fracaso o éxito?
6- ¿ Qué aspectos valora en una empresa ?
7- ¿ Cuénteme una situación difícil y como la resolvió ?
8- ¿ Por qué cree que debemos contratarlo/la ?
9- ¿ Se considera una persona inteligente? ¿ por qué ?
10- ¿ Cree que es importante tener un empleo estable ?
11- ¿ Le aburre hacer el mismo trabajo una y otra vez?
12- ¿ Le gusta trabajar solo o con otras personas?
13- ¿ Le incomoda realizar tareas administrativas?
14- ¿ Qué carrera o negocio encararía si tuviera que comenzar de nuevo?
15- ¿ Como reacciona a las críticas injustificadas de su trabajo?
16- ¿ Mencione tres libros que haya leído en los útimos 12 meses ?
17- ¿ Tiene temor a viajar en avión ?
18- ¿ Tendría inconveniente en cambiar su lugar de residencia ?
19- ¿ Cuáles son sus virtudes y cuáles son sus debilidades ?
20- ¿ Qué debe hacer Usted como A.P.M. para que lo tengan en cuenta para un ascenso ?
21- ¿ Si tiene trabajo por qué se plantea un cambio ?
22- ¿ Qué valoriza más, el estudio o el trabajo ?

Clases de Entrevistas

Como ya vimos, la entrevista es una conversación que se sostiene con un propósito definido y no por el mero placer de conversar.

En la entrevista de selección podemos encontrar:

1- **Entrevistas Libres**
La consigna de ésta entrevista es: "Hábleme de Usted, me interesa conocer sus inquietudes en relación con su búsqueda de trabajo". No se ofrece ninguna estructura, se le da un punto de partida y luego, sobre lo que va apareciendo se trabaja. El entrevistado se explaya libremente.

2- **Entrevista Dirigida**
Es aquella en que el entrevistador asume el papel de director de la entrevista, dejando al candidato menos posibilidad de iniciativa. La entrevista se reduce a preguntas, preparadas de antemano, que el candidato responde fielmente.

3- **Entrevista Semidirigida**

Es un tipo de entrevista que se encuentra entre la libre y la dirigida, cubriendo ambos aspectos. El proceso de selección implica que hay una serie de preguntas que debemos formularle al entrevistado, pero también es cierto que lo debemos ver funcionando con cierto margen de libertad para hacer una lectura más profunda de su modalidad general de relación, de organización, etc.

En una entrevista de selección no podemos perdernos la riqueza de ofrecer preguntas suficientemente abiertas que nos permitan visualizar como se organiza en su discurso, que aspecto privilegia, como maneja mecanismos de defensa, el nivel de ansiedad, su capacidad vendedora, etc.

Bibliografía consultada

- Marketing Farmacéutico – Ediciones Gestión 2000 S.A. – Barcelona – Autor: Emilio Atmetlla Benavent.
- Administración de Recursos Humanos – Mc Graw-Hill Interamericana S.A. – Colombia Autor: Idalberto Chiavenato (Capítulo 5).
- Psicología Aplicada a Recursos Humanos – Pastorino, Steirensis y Cabrera S.R.L. – Argentina – Autor: Lic. Rosana Pugliese (Capítulo IX).
- Entrevista de Selección – Artículo escrito por el Lic. Juan Carlos Meiriño – Argentina.

Módulo 3

MÉDICO - CIENTÍFICO

Unidad 1

Biología

Conceptos generales

La Biología involucra a todos los conocimientos que se refieren a los seres vivos, también se le conoce como ciencia de la vida.

Un ser viviente es una organización constituida por una compleja mezcla de compuestos químicos, que posee la capacidad de producir un intercambio constante de energía y de materia con el medio externo. Recibe del medio sustancias que transforma en compuestos que lo constituyen y le emite los productos de degradación de los mismos.

La materia viva

La materia viva está presente en dos hechos fundamentales y correlacionados que la definen: la constante presencia de ácidos nucleicos y la posibilidad de transmisión genética. Posee una serie de propiedades que la caracterizan, que la diferencia de lo no vivo:

- *Organización:* la materia viva está siempre organizada y estructurada, puede ser como célula, partícula viral o bacteria.
- *Composición química*: presenta una composición química compleja, de características definidas y reunidas armónicamente.
- *Asimilación*: incorpora materia que se encuentra en su ambiente, la modifica y la transforma en materia igual a la propia. Esta capacidad de transformación se llama metabolismo.
- *Adaptación y evolución*: la materia viva tiene la propiedad de sobreponerse a modificaciones menores del medio en que vive, cuando lo hace en el presente se denomina adaptación, cuando lo realiza en el futuro se llama evolución.
- *Autoreproducción:* tiene la capacidad de crear nueva materia viva, con sus propias características, independiente de si misma.
- *Composición:* La composición química de la materia viva es la siguiente: 75 al 85% de agua, 10 al 20% de proteínas, 2 al 3% de lípidos. El resto se distribuye en hidratos de carbono, sales inorgánicas y sustancias diversas.

Célula

Se la considera una unidad vital, ya que sola o asociada con otras células semejantes, es capaz de cumplimentar todas las funciones propias de la materia viva. La célula es la unidad estructural de todos los seres vivos, animales o vegetales. Aunque la célula es una unidad vital, no es la única existente ya que existen seres vivos no celulares, por ejemplo, los virus.

La característica común a todas las unidades vitales (ya sean células, bacterias o virus) es la propiedad de reproducirse y de transmitir información genética a sus descendientes. Las células pueden presentarse como células libres, en los organismos unicelulares, o bien organizadas en el caso de organismos multicelulares, con un número elevado de ellas.

Forma y tamaño celular: la mayoría de las células que componen el cuerpo humano miden entre 10 y 30 micrones de diámetro. Las sustancias como el oxígeno, el dióxido de carbono, los iones, los nutrientes y los productos de desecho que entran y salen de la célula viva deben atravesar su superficie, delimitada por una membrana. Estas sustancias son los materiales simples y los productos del metabolismo celular, que representan el total de actividades químicas de la célula.

Cuando más activo es el metabolismo celular, más rápidamente deben intercambiarse materiales con el ambiente para que la célula siga funcionando. Una estrategia que permita aumentar la superficie de intercambio con el entorno, especialmente en las células grandes, es el plegamiento de la membrana. Esto ocurre, por ejemplo, en las células del epitelio intestinal, en las que la superficie expuesta al interior del intestino posee mucha microvellosidades, prolongaciones que, como si fueran dedos, aumentan la superficie de la membrana disponible para la absorción de nutrientes.

Componentes celulares: la célula está formada por tres elementos fundamentales: el núcleo, el citoplasma y la membrana celular plasmática. En conjunto, la célula está constituida por protoplasma, que incluye citoplasma y carioplasma.

Membrana celular plasmática: es esencial en la vida celular. No solamente define los límites de la célula, sino que además permite que la célula exista como una entidad diferente de su entorno. Esta membrana regula el tránsito de sustancias hacia afuera y hacia adentro de la célula.

Estructura de la membrana: está constituida por una delgada capa de fosfolípidos, proteínas y carbohidratos, y no puede ser vista por el microscopio óptico. En cambio con el microscopio electrónico, puede verse como una doble línea delgada y continua.

Está rodeada por un medio acuoso, la que hace que las moléculas de fosfolípidos se dispongan formando una bicapa. Los fosfolípidos se ubican en la bicapa con sus colas hidrofóbicas apuntando hacia el interior y sus cabezas hidrofílicas apuntando hacia el exterior En esta red de fosfolípidos se encuentran inmersas moléculas de colesterol y de proteínas. Las moléculas de colesterol se encuentran insertas entre las colas hidrofóbicas y algunas proteínas quedan embutidas en la bicapa, denominándose en esos casos, proteínas integrales de membrana.

La porción de superficie de una molécula de proteína que se encuentra dentro de la bicapa lipídica es hidrofóbica, la porción de superficie expuesta fuera de la bicapa es hidrofílica.

Proteína de membrana: los fosfolípidos de la membrana actúan como un solvente para las proteínas de membranas, creando un medio en el cual las últimas pueden funcionar. En el lado citoplasmático de la membrana, hay moléculas de proteínas adicionales, conocidas como proteínas periféricas de membrana, que están ligadas a las partes de la proteína integrales que sobresalen de la bicapa.

En el lado exterior de la membrana hay cadenas cortas de carbohidratos unidas covalentemente a las que sobresalen. Desempeñan un importante papel en la adhesión de las células entre sí y en el reconocimiento de moléculas que interaccionan con la célula, tales como hormonas, anticuerpos y virus.

Citoplasma: Se encuentra por dentro de la membrana y contiene enzimas y otros solutos de la célula. Representa la parte más voluminosa de la célula. Comprende una sustancia fundamental, sin estructura aparente, denominada hialoplasma, y un conjunto de formaciones representadas por las organelas.

Organelas

a) *Retículo endoplasmático*: constituye la mayor parte del sistema de endomembranas. En una red de sacos aplanados, tubos y túneles conectados entre sí. En algunas áreas, el retículo endoplasmático está cubierto de ribosomas, que son las estructuras especiales sobre las cuales los aminoácidos se ensamblan en proteínas. La función fundamental del retículo es la síntesis de proteínas, glúcidos y lípidos, además participa de procesos de absorción activa.
b) *Ribosomas*: son las organelas celulares más numerosas. Aparecen en el citoplasma, presentan forma redondeada, pequeño tamaño y gran opacidad a los electrones. Están muy relacionados con la membrana del retículo endoplasmático, además del núcleo. Son muy ricos en ácido ribonucléico (ARN). Los ribosomas están asociados, por otra parte, con el ARN mensajero (ARNm) que simboliza el programa de trabajo de los ribosomas.
c) *Aparato de Golgi*: están compuestos por laminillas, vacuolas y vesículas. Son centro de procesamiento y compactación de materiales que se mueven a través de la célula y salen de ella.
d) *Mitocondrias*: son pequeños cuerpos citoplasmáticos de 1 a 10 u. Son el asiento de las reacciones químicas que suministran energía para las actividades celulares. Poseen entre sus componentes, la totalidad de las enzimas que participan en el proceso final del metabolismo de los hidratos de carbono, las grasas y las proteínas. Entre los procesos más importantes se encuentra el ciclo de Krebs. La energía liberada en esas reacciones químicas es acumulada en unidades más pequeñas, el adenosintrifosfato (ATP), que a su vez se encarga de aportar la energía necesaria para el cumplimiento de las funciones celulares.
e) *Lisosomas*: son vesículas en los cuales diferentes tipos de moléculas se degradan en constituyentes más simples que pueden ser utilizados por la célula o, en el caso de productos de desecho, eliminados fácilmente. Son abundantes en las células que cumplen funciones fagocíticas.

f) *Citoesqueleto*: es una red altamente estructurada y compleja de filamentos proteicos, ocupa todo el citoplasma. Entre sus componentes están los microtúbulos, que tienen aspecto de bastones

Núcleo Interfásico

Presenta una estructura interna llamado nucléolo; está en el sitio en el que se construyen las subunidades que constituyen los ribosomas. En el núcleo también se encuentran los cromosomas. Cuando una célula no está dividiéndose, los cromosomas se ven como una maraña de hilos delgados llamada cromatina.

El núcleo dirige las actividades de la célula y en él tienen procesos tan importantes como la autoduplicación del ADN o replicación, antes de comenzar la división celular y la transcripción o producción de distintos tipos de ARN, que servirán para la síntesis de proteínas.

Morfología del núcleo interfásico:

Es el cuerpo más voluminoso dentro de la célula. Es la porción de la célula que alberga la información con que esta cuenta. Rige la mayoría de los procesos metabólicos citoplasmáticos, en las células que no están en período de división.

Química del núcleo interfásico

El núcleo está formado, principalmente, por las siguientes sustancias:

1) Ácido desoxirribonucleico (ADN), 2) Ácido ribonucleico (ARN), 3) Proteínas básicas (protaminas e histonas), 4) Enzimas, 6) Minerales.

Ácido desoxirribonucleico: el ADN se encuentra localizado especialmente en el núcleo, y se ubica selectivamente en la cromatina. Es un doble helicoide unido por bases nitogenadas: adenina, timina, guanina, citosina. Se considera a su identificación como la base para el nacimiento de la biotecnología. Además, las pruebas de ADN en diversos líquidos biológicos han servido para la certificación de paternidad, identificación de hijos de desaparecidos, uso en criminalística (homicidios, banco de ADN de violadores para buscarlos mediante el estudio del semen).

Ácido ribonucleico: el ARN es heterogéneo, distinguiéndose por lo menos tres variedades conocidas como: mensajero, ribosómico y de transferencia.

El siguiente cuadro muestra las diferencias entre el ADN y el ARN, cuya mayor importancia es ser responsables de la herencia.

Nomenclatura Sinónimo	ADN Ácido desoxirribonucleico DNA	ARN Ácido ribonucleico RNA
Unidad química básica	Nucleótidos	Nucleótidos
Forma	Filamentos	Gránulos esféricos
Azúcar	Desoxirribosa	Ribosa
Distribución en la naturaleza	Todos los seres vivos excepto algunos virus	Todos los seres vivos excepto algunos virus
Ubicación celular	Núcleo: 99% en cromosomas	Citoplasma: ribosoma 90%
Origen	De otro ADN (autoduplicable)	Proviene del ADN

Cromosomas

Son estructuras nucleares que existen durante todo el ciclo celular, capaces de autoduplicarse y con la capacidad de contener la información genética y transmitirla de una generación celular a otra. El cromosoma es una molécula de ADN muy larga que contiene una serie de genes. El total de información genética contenida en los cromosomas de un organismo constituye su genoma. De los 23 pares de crosomas que poseemos, 22 son cromosomas autosómicos y un par es determinante del sexo (dos cromosomas X en mujeres, y uno X y uno Y en hombres).

Reproducción celular

Para perpetuar la especie y organizar nuevos individuos, las células deben multiplicarse a través de la reproducción. Se conocen 2 tipos de divisiones celulares en los seres humanos:

1. *Mitosis o división celular indirecta*: consiste en una única división celular que da como resultado la formación de núcleos hijos, cada uno recibe una copia exacta de los cromosomas de las células progenitoras. También se la denomina división somática.
2. *Meiosis o división celular meiótica*: la reproducción sexual requiere, de dos progenitores, y siempre involucra dos hechos: la fecundación (o fertilización) y la meiosis.

La meiosis es un tipo de división nuclear y celular que, según se cree, ha evolucionado a partir de la mitosis, pero a diferencia de ésta consiste en dos divisiones nucleares sucesivas, que dan como resultado un total de cuatro células hijas.

La meiosis tiene lugar en los órganos reproductores, los testículos del macho y los ovarios de la hembra. Es el proceso de división celular que determina la formación de células sexuales o gametas.

Espermatogénesis

Es la serie progresiva de cambios que dan lugar a la formación del gameto masculino, llamado espermatozoide. Este proceso se lleva a cabo en el interior de los tubos seminíferos de los testículos. Durante la espermatogénesis se superponen dos "programas" de diferenciación: el primero que es el de la división meiótica, en la que se reduce el número cromosómico y se recombina el material genético, mientras que en el segundo o espermiogénesis, se producen los cambios estructurales muy profundos: compactación de la cromatina, aparición del acrosoma (aparato destinado a la penetración del espermatozoide en el óvulo) desarrollo del flagelo, estructura destinada a dotar de movilidad al gameto maduro

Ovogénesis

Se refiere a la formación de óvulos maduros a partir de la célula germinativa que es la ovogonia. Este proceso de maduración se inicia antes del nacimiento y termina después que se llega a la madurez sexual, en la pubertad. Durante la vida fetal temprana, proliferan en el ovario las ovogonias por división mitótica. Los ovocitos primarios inician la primera división meiótica antes del nacimiento. El ovocito se divide formando dos células de distinto tamaño: una de ellas es mayor porque contiene casi todo el citoplasma y se denomina ovocito secundario. La otra célula llamada cuerpo polar, está constituida principalmente por núcleo. En la segunda división, el ovocito secundario también se divide en forma desigual, formando una célula mayor u ovatida y un cuerpo polar. A su vez, el cuerpo polar resultante de la primera división vuelve a dividirse formando dos cuerpos polares secundarios. La ovátida crece formando el óvulo y los tres cuerpos polares se desintegran.

Diferenciación celular. Tejidos

Todos los organismos vivos están constituidos por células. Algunos se hallan constituidos por una sola célula y se llaman unicelulares; una única célula cumple todas las funciones. En otras, en cambio, intervienen numerosas células y se llaman pluricelulares. En estos, las células que lo forman, están organizadas y diferenciadas para llevar a cabo funciones diferentes. Esta diferenciación determina una diferenciación morfológica, así se originan los distintos tejidos con sus funciones específicas.

Tejido: es un conjunto de células morfológicamente semejantes que se reúnen para desempeñar una misma función. Los tejidos están constituidos por células que se son características, y por una sustancia que las une, llamada sustancia intercelular.

Los tejidos humanos se dividen en siete grupos principales: epitelial, conectivo, óseo, cartilaginoso, sanguíneo, muscular y nervioso.

Anatomía

Terminología anatómica en general

La posición anatómica

Lo primero que debemos considerar para estudiar Anatomía, es el cuerpo humano y su ubicación en el espacio.

La posición anatómica coloca al individuo en posición de pie (vertical), los miembros inferiores (piernas) juntos, los pies paralelos y sus puntas dirigidas hacia delante, los miembros superiores (brazos) caídos al costado del cuerpo y las palmas de las manos en posición supina (dirigidas hacia delante), la vista dirigida al frente.

Planos del cuerpo humano

En anatomía se utilizan planos y puntos de partida a partir de los cuales, se calculan las distancias para determinar las relaciones espaciales. Además, se emplean denominaciones de planos recíprocamente perpendiculares (que se cruzan a 90°), para precisar la posición de los órganos o partes de los mismos en el espacio.

Tres de estos planos son los más importantes: sagital, frontal y horizontal.

Plano *sagital*: es el plano vertical mediante el cual dividimos teóricamente el cuerpo, con un corte que lo atraviesa, de adelante hacia atrás y a lo largo del cuerpo. El plano sagital pasa por la mitad del cuerpo, dividiéndolo en dos partes iguales, derecha e izquierda.

Plano *frontal*: corre también en forma vertical, pero en ángulo recto con respecto al sagital. Divide el cuerpo en un segmento anterior (adelante) y un segmento posterior.

Plano *horizontal*: se dibuja horizontalmente, es decir en ángulo recto con respecto al plano sagital como con el frontal. Divide al cuerpo en una parte superior y otra inferior.

Posiciones relativas entre órganos y estructuras

La denominación de puntos o líneas aisladas en los planos descriptos es la siguiente:

Se denomina *medial* (cerca del medio) a todo lo que está ubicado cerca del plano sagital; se denomina *lateral* a lo situado más lejos del plano sagital. *Anterior* o ventral es todo lo que se halle cerca de la superficie *anterior* del cuerpo en sentido anteroposterior. *Posterior* o dorsal es aquello que está más cerca de la superficie *posterior*. *Superior* o craneal, en sentido vertical es lo que está ubicado cerca del extremo *superior* del cuerpo, y se denomina *inferior* o *caudal-podal* (cola-pié), a lo que está cerca del extremo inferior.

Con respecto a los segmentos de los miembros se utilizan las denominaciones *proximal* y *distal.* Proximales son las partes situadas más cerca del punto de *inserción* del miembro al cuerpo, y por el contrario, distales, las más alejadas.

Los términos *externo* e *interno* se utilizan especialmente para denominar la posición respecto a las cavidades corporales o con referencia a órganos enteros, ya sea que estén situadas más afuera o más adentro.

Los términos *superficial* o *profundo* puntualizan que la parte del cuerpo en cuestión está ubicada más o menos profundamente respecto a la superficie del cuerpo o del órgano.

Orientación anatómica o planimetría

Se utilizan diferentes términos para describir el cuerpo humano, indicar las posiciones, la orientación y los movimientos de sus partes.

1. Posición anatómica
   El cuerpo debe estar de pié con las palmas hacia delante.

2. Posiciones horizontales: se las denomina también decúbitos:
   a) Dorsal o supina: boca arriba,
   b) Ventral: boca abajo
   c) Lateral: apoyada sobre la parte lateral izquierda o derecha del cuerpo.

3. Términos de relación: marcan proximidad al plano señalado:
   Ventral o superior, dorsal o posterior, cefálico o superior, podálico o inferior, lateral (externo) derecho, lateral (externo) izquierdo, medial (interno).

4. *Términos de comparación*
   Proximal: más cerca del tronco o punto de origen.
   Distal: más lejos del tronco o punto de origen.
   Superficial: más cerca de los planos superficiales.
   Profundo: más lejos de la superficie.
   Interno o medial: cerca del centro.
   Externo o lateral: lejos del centro.
   Contralateral: del lado opuesto.
   Homolateral: del mismo lado.

El esqueleto

Es el conjunto de huesos del cuerpo. Sirve para: dar apoyo al cuerpo, brindar movimiento a sus distintas partes y proteger órganos vitales.

Para estudiarlo se lo divide de la siguiente forma:

1) Esqueleto de la cabeza: cráneo y cara
2) Esqueleto del tronco
3) Esqueleto de las extremidades superiores e inferiores

El cráneo

Es un conjunto de huesos que limitan la cavidad craneal que contiene el encéfalo. La parte superior del cráneo, bóveda, es redondeada y presenta una parte externa lisa y una interna con surcos y depresiones para adaptarse al cerebro y a sus vasos. Su parte inferior, base, es plana y está perforada por agujeros por donde pasan nervios y vasos sanguíneos.

Huesos del cráneo

Consta de ocho huesos, cuatro impares y cuatro pares, unidos entre sí por uniones llamadas suturas: frontal, parietales (dos), temporales (dos), occipital, etmoides, esfenoides.

La cara

Es la parte anterior de la cabeza, desde el principio de la frente hasta la punta del mentón. En la cara existen catorce huesos. Todos a excepción del maxilar inferior, están unidos por suturas y son inmóviles. Ellos son: nasales (dos), palatinos (dos), lagrimales (dos), cigomáticos (dos), vómer (dos), cornetes superiores (dos), maxilares superiores (dos), maxilar inferior (dos).

El tronco

Está constituido por la columna vertebral, las costillas y el esternón.

La columna vertebral es la parte fundamental o eje del esqueleto. Es una estructura flexible constituida por treinta y tres huesos pequeños llamados vértebras.

Las vértebras son discos macizos con un orificio, por el que pasa la médula espinal, y prolongaciones llamadas apófisis, veinticuatro vértebras son móviles y están separadas entre sí por los discos invertebrales, las nueve restantes son fijas y se fusionan entre sí para formar dos huesos: el sacro y el coxis.

Las vértebras se agrupan y denominan según la región que ocupan, como se ve en el siguiente cuadro:

Región	Nº de vértebras	Localización
Cervical	7	Cuello
Dorsal	12	Parte posterior del tórax, de ellas parten las costillas
Lumbar	5	Región lumbar, cintura
Sacra	5	Debajo de la región lumbar
Coccígea	4	Última parte de la columna vertebral

La columna vertebral actúa como un soporte rígido, pero por medio de sus discos intervertebrales de cartílago que actúan como amortiguadores, contribuye a absorber los choques cuando el cuerpo se mueve al saltar o correr, así el cerebro y la médula espinal se protegen de los choques y vibraciones.

Las costillas son huesos largos en forma de arco. Existen doce pares de costillas que se articulan por detrás a las vértebras dorsales: dos a cada vértebra dorsal, una por cada lado.

El esternón es un hueso impar, plano, situado en la parte anterior y media del tórax. Posee tres partes: el manubrio esternal, el cuerpo del esternón, y la apófisis xifoidea que es la parte más inferior del esternón.

El tórax o la cavidad torácica es una cavidad en forma de cono, limitada por las doce vértebras dorsales en la parte posterior, el esternón por delante y las doce pares de costillas por los costados.

Extremidades superiores

El esqueleto del miembro superior se halla unido al esqueleto del tronco por medio del cinturón escapular, anillo óseo que consta de la clavícula y del omóplato ó escápula. La clavícula es un hueso par largo y curvo, con forma de S alargada, que se une al esternón por el manubrio esternal, por una extremidad, y por la otra se articula con el omóplato.

El omóplato es un hueso par, plano, triangular. En su ángulo externo se encuentra la cavidad glenoidea que forma la articulación del hombro con la cabeza del húmero

Miembros superiores

Lo forman el brazo, el antebrazo y la mano.

El brazo está formado por el húmero, su extremidad superior se articula con la cavidad glenoidea del omóplato, formando la articulación del hombro. Su extremidad interior se articula con los huesos del antebrazo: cúbito y radio.

El cúbito es el hueso interno del antebrazo, la parte superior es gruesa y forma la articulación del codo junto con el húmero. La extremidad inferior es más pequeña y se articula con el lado interno de la parte inferior del radio y con el hueso piramidal del carpo.

El radio es también un hueso largo, su extremidad superior es pequeña y se articula con el húmero. La extremidad inferior da lugar a dar articulaciones: una con la parte inferior del cúbito y otras con los huesos escafoides y semilunar de la mano para formar la articulación de la muñeca.

La muñeca está formada por el carpo, un grupo de huesos cortos en total de ocho, dispuestos en dos filas.

En la superior están el escafoides, el semilunar, el piramidal y el piriforme, y en el inferior el trapecio, el trapezoide, el hueso grande y el hueso ganchoso.

El metacarpo es el grupo de cinco huesos largos o metacarpianos que forman la palma de la mano. Por una extremidad se articulan con los huesos del carpo y por otra con las falanges. Las falanges constituyen los huesos de los dedos, en cada dedo existen tres falanges, excepto en el pulgar que solo tiene dos.

Extremidades inferiores

El esqueleto de las extremidades se halla unido al esqueleto del tronco por medio de la pelvis ósea.

La pelvis ósea está formada por el sacro y el cóxis, en forma de cuño, entre los huesos ilíacos, situados uno a cada lado y uniéndose por delante en la sínfisis púbica. Cada hueso ilíaco es un hueso plano formado por la unión de los tres huesos: el íleon, el pubis, y el isquion. En el hueso ilíaco existe una cavidad llamada acetábulo, donde se aloja la cabeza del fémur para formar la articulación de la cadera. La función de la pelvis es proteger la cavidad del abdomen y sostener el cuerpo.

Por debajo de la pelvis se disponen los huesos de los miembros inferiores: el muslo, rodilla, pierna y pie.

El fémur es el hueso más largo del cuerpo humano y forma el esqueleto del muslo. Se articula por su parte superior con el ilíaco para formar la articulación de la cadera, por su parte inferior se articula con la rótula y con la tibia.

La rótula es un hueso sesasmoideo (estos huesos son los que se desarrollan en los tendones de los músculos y se encuentran vecinos a una articulación). Tiene forma de triángulo, y su unión con la tibia la realiza el ligamento o tendón rotuliano.

La tibia es el hueso interno de la pierna. Su extremidad superior se articula con el fémur, con el peroné y además recibe el tendón rotuliano que se inserta en el tubérculo de la tibia, por su parte inferior se une con la extremidad inferior del peroné y con el astrágalo del tarso que forma el tobillo. El peroné es el hueso externo de la pierna. La extremidad inferior se articula con la tibia y con el astrágalo del tarso para formar el tobillo.

El tarso es el grupo de siete huesos cortos que inician la formación del pie. Sus nombres son: astrágalo, calcáneo, cuboides, escafoides, y los tres huesos cuneiformes. El calcáneo es el mayor de los huesos del pie y constituye el talón. El metatarso es el conjunto de cinco huesos largos o metatarsianos que se articulan con los huesos del tarso y con las falanges.

Las falanges son parecidas a la de los dedos de la mano, pero mucho más cortos.

Articulaciones

Se denominan articulaciones a las uniones de los huesos entre sí para formar el esqueleto. Según su movilidad se clasifican en sinartrosis o inmóviles, diartrosis o móviles y anfiartrosis o semimóviles.

La sinartrosis son articulaciones inmóviles, sin tejido alguno entre los huesos.

La diartrosis son articulaciones que se mueven libremente. Los huesos se mantienen unidos por ligamentos y el extremo de los mismos que forman la articulación, están recubiertos por cartílago hialino. La articulación se encuentra cerrada por una cápsula de tejido fibroso, que internamente está recubierta por membrana sinovial. Esta membrana secreta el líquido sinovial que lubrica las estructuras de la articulación.

Términos de movilidad de las diartrosis

Flexión: doblar. Extensión: estirar. Aducción: aproximar al plano medio. Abducción: alejar del plano medio.

Anfiartrosis

Son articulaciones semimóviles. En este grupo se encuentran, por ejemplo, las articulaciones intervertebrales, en las que entre cada dos vértebras existen discos de cartílago fibroso, y la sínfisis pubiana, en la que se encuentra una sección de cartílago que une los dos huesos del pubis.

Músculos

Los músculos proporcionan el movimiento del cuerpo. Los músculos dominados bajo el control de nuestra propia voluntad se llaman voluntarios. Forman más de 40% del peso total corporal. Los músculos involuntarios están fuera de nuestro control; los regula el sistema nervioso autónomo. Forman generalmente las paredes de los órganos huecos, cuando se contraen, expulsan su contenido. Un ejemplo de ellos son el músculo cardíaco, el músculo intestinal, el de los bronquios, etcétera.

Tipos de músculos

Existen en el organismo tres tipos diferentes. El más extendido es el músculo estriado, utilizado en los movimientos comunes y diarios. Se lo llaman estriados debido a las estrías transversales que lo caracterizan. Dichas estrías causadas por moléculas proteicas colocadas entre las fibras, proporcionan al músculo su propiedad de acortarse y extenderse.

El músculo cardíaco, por otra parte, es un tipo de músculo estriado no voluntario, que difiere del voluntario en que sus fibras se unen entre sí formando una trama o sincicio, para obtener mas fuerza.

El tercer tipo de músculo, el liso o involuntario, se halla en general en las paredes de los vasos sanguíneos, de los órganos que forman el aparato digestivo, de la respiración, urinario.

Evolución de los músculos

Las fibras musculares no tienen la capacidad para multiplicarse, por los cuales las fibras destruidas nunca son reemplazadas. Las fibras musculares aumentan en tamaño, pero no en su número. Dicho aumento se conoce como hipertrofia, siendo el ejercicio la causa de la hipertrofia muscular.

Movilidad

Los músculos poseen una intensa irrigación sanguínea y el ejercicio es un poderoso estímulo para incrementarla. En los gerontes, los vasos sanguíneos pueden estar obstruidos por diversas enfermedades y provocar calambres por irrigación insuficiente. La supresión total de esta irrigación puede causar la muerte muscular en un corto período de tiempo.

Diafragma

El diafragma es un tabique músculo tendinoso en forma de cúpula, que separa las cavidades torácica y abdominal.

Sus movimientos de contracción y relajación aumentan y reducen el tamaño de la cavidad torácica, convirtiéndose entonces en el principal músculo de la respiración (al aumentar de tamaño la cavidad torácica se facilita la inspiración y al disminuir de tamaño se facilita la expiración). El diafragma posee tres aberturas para que pasen la aorta, el esófago y la vena cava.

Unidad 2

Farmacología

La farmacología es la ciencia que estudia el modo por el cual las funciones de los organismos vivientes son afectadas por drogas o compuestos químicos. Por otra parte, la farmacología también comprende la historia, el origen, las propiedades físicas y químicas, la presentación, la distribución, la biotransformación y la eliminación, así como el uso terapéutico de los fármacos.

Definimos como droga o fármaco a todo compuesto natural (animal, vegetal o mineral), sintético o biotecnológico, que se utiliza para tratar, prevenir o diagnosticar las enfermedades de los seres vivos o para evitar la concepción.

Al médico le interesan fundamentalmente las sustancias útiles en la prevención, el diagnóstico y el tratamiento de las enfermedades del ser humano.

Fases de la terapéutica farmacológica

Sintéticamente podemos agruparlas realizando cinco preguntas:

1.- ¿Está la droga entrando al paciente?
Fase farmacéutica. Esto depende de: La compliance del paciente, la biodisponibilidad de la droga, la relación concentración-tiempo.

2.- ¿Está la droga llegando a su sitio de acción?
Fase farmacocinética. Esto depende de la absorción y concentración sistémica, distribución, metabolismo, excreción.

3.- ¿Está la droga produciendo el efecto esperado?
Fase farmacodinámica. Esto depende de los mecanismos de las acciones farmacológicas.

a) acción mediante receptores;
b) acción indirecta por modificación de agonistas endógenos;
c) acción por inhibición de procesos de transporte;
d) acción por inhibición enzimática;
e) acción por activación enzimática.

4.- Logra la droga el efecto terapéutico esperado?
Fase terapéutica.

5.- ¿Las acciones de la droga se están reflejando en un efecto terapéutico apropiado?
Evaluación clínica.

Farmacocinética y farmacodinamia

La relación entre la dosis de un fármaco que se administra a un paciente y la utilidad que tiene para tratar la enfermedad, se describe en dos áreas básicas de la farmacología: la farmacocinética y la farmacodinamia.

Desde el punto de vista práctico, es posible definir uno y otro término como las modificaciones que impone el organismo al fármaco (farmacocinética) y los cambios que ejerce la droga en el organismo (farmacodinámica).

Farmacocinética

La farmacocinética estudia la absorción, distribución, biotransformación y eliminación de los fármacos; los factores mencionados, junto con las dosis son las que rigen la concentración de una droga en sus sitios de acción o biofase. La farmacocinética es un proceso dinámico donde todos los procesos ocurren simultáneamente.

Pasaje a través de membranas biológicas

La absorción, distribución, biotransformación y eliminación de un fármaco requiere su paso por membranas celulares. Para penetrar una célula, es evidente que un medicamento debe atravesar su membrana plasmática, otras barreras en su desplazamiento pueden ser la presencia de una capa de células (epitelio intestinal) o de varias de ellas (piel). De todas maneras la membrana plasmática constituye la barrera común.

La transferencia de los fármacos a través de membranas biológicas puede efectuarse por diferentes mecanismos, siendo las más importantes: difusión simple, difusión facilitada, transporte sodio dependiente, transporte activo, pinocitosis.

Los procesos activos utilizan la energía almacenada en uniones fosfato de alta energía, liberada por hidrólisis de ATP. Los procesos pasivos utilizan energía proveniente de gradientes electroquímicos o de presión hidrostática.

Difusión simple: es el mecanismo por el cual la mayoría de las drogas atraviesan las membranas celulares. La molécula penetra por difusión pasiva por un gradiente (diferencia), desde el sitio de mayor al de menor concentración, gracias a su solubilidad en la bicapa lipídica de la membrana. En la movilización no se consume energía ni se utilizan mecanismos de transporte. Los principales factores que determinan la velocidad de la difusión simple son: la liposolubilidad, el tamaño y la ionización moleculares.

Liposolubilidad y tamaño molecular: la velocidad de la difusión simple es directamente proporcional a la liposolubilidad de la droga, e inversamente proporcional al tamaño molecular: las moléculas pequeñas (de bajo peso molecular) difunden más rápidamente.

pH: el pH del medio orgánico determina la fracción no ionizada de los ácidos y bases. Se define la fórmula pH = log 1 / H+.

pH en el organismo: el pH del medio interno oscila dentro de un estrecho rango (7,39 – 7,43) debido a la acción de los sistemas buffer (amortiguadores). Las secreciones en las mucosas pueden tener pH muy diferentes (en el estómago el pH es inferior a 3 y en el yeyuno es superior a 6).

Difusión facilitada: las sustancias prácticamente insolubles en lípidos (glucosa) pueden unirse a una estructura de membrana llamada carrier o portador. La unión droga-portador difunde de acuerdo a las leyes de la difusión simple. Este mecanismo recibe el nombre de difusión facilitada.

Ultrafiltración: es el mecanismo de paso de sustancias a través de un poro como el que presentan algunos epitelios (glomérulo renal y capilares tisulares), que requiere de un gradiente de presión hidrostática entre ambos lados de la membrana. El agua se desplaza a favor de la diferencia de presión y arrastra consigo a los solutos cuyo tamaño sea inferior a la de los poros, conservando constante su concentración en el agua que arrastra.

Bomba de sodio: es un transporte contra gradiente de una droga, que requiere un portador, y su fuente de energía es la diferencia de sodio entre ambos lados de la membrana.

Distribución: Es el núcleo central de la farmacocinética de las drogas. El agua plasmática es el vehículo que interrelaciona los diversos compartimientos entre sí. Se denomina droga libre a la droga disuelta en el agua plasmática. La droga que circula libre plasmática difunde al líquido intersticial, y luego pasa o no, a las células, pudiendo acumularse en algunos de ellos. La difusión al líquido intersticial, se efectúa, a través de los poros, pero en algunos tejidos se encuentran barreras especiales (testículo, placenta, sistema nervioso central). Pueden estar libres o unidas a proteínas plasmáticas y células sanguíneas.

Droga unida a proteínas plasmáticas: Cuando una droga ingresa al plasma, interacciona con las proteínas plasmáticas. La unión droga-proteína puede ser de dos tipos: reversible, la mayor parte de las drogas, o irreversible. Según la droga y la concentración, puede variar desde casi nula hasta casi el 100% de unión. Generalmente, adquiere valor clínico cuando la unión es mayor al 80 %.

Biotransformación: Se denomina biotransformación o metabolismo a la modificación de una molécula por medio de una reacción química catalizada por enzimas.

Dentro de la fase I se describen modificaciones estructurales como: oxidación, reducción e hidrólisis.

Dentro de la fase II se describen: la conjugación con sulfato, glucurónico, metilación y acetilación.

En general los metabolitos son inactivos o menos activos que la droga madre, pero hay excepciones. Puede haber casos donde tanto la droga como el metabolito son activos (ej: digitoxina-digoxina).

Por otra parte, una droga inactiva puede activarse y sus metabolitos ser los que actúan. Estas sustancias, llamadas prodrogas, son inactivas si no está presente el sistema enzimático activador. Se habla entonces de activación metabólica o bioactivación. El hígado es el órgano más importante de biotransformación.

Parámetros farmacocinéticos

Vida media: se denomina vida media al tiempo en el cual la concentración de una droga a un compartimiento del organismo se reduce a la mitad.

Clearence: la traducción del término de inglés al castellano es aclaración o depuración. El clearence de una droga es el volumen de plasma que es completamente depurado de la droga en una unidad de tiempo. Además del riñón, las drogas pueden depurarse por hígado u otros órganos.

Biodisponibilidad: cuando un medicamento se administra por vía oral para su ingestión, se produce una serie de pasos. Antes de proceder a absorberse la droga debe liberarse desde el preparado farmacéutico que lo contenía (comprimido, cápsula, etcétera.) Una vez liberada, la droga puede ser degradada por el ácido clorhídrico o por bacterias intestinales. Además, la mucosa intestinal también tiene la capacidad de metabolizar drogas. Una vez absorbida la droga llega por la llamada circulación enterohepática a través de la vena porta al hígado, donde puede ser extraída (esto se conoce como efecto de primer paso hepático). Recién entonces al llegar al ventrículo derecho, la droga se encuentra en la misma situación que si se hubiera dado por vía intravenosa. Por lo tanto, toda la droga que llega al ventrículo derecho, llega a la circulación sistémica, y se podrá medir su concentración plasmática tomando una muestra de una vena periférica.A esta droga, entonces, que llega a la circulación sistémica se la denomina droga biodisponible.

Vida media de absorción: mide directamente la velocidad de absorción. Cuanto más rápida es la absorción, menos es la vida media de absorción.

Latencia o retando de absorción: es el tiempo transcurrido entre la administración de la droga y la detección de la droga en plasma. Este tiempo depende de varios factores: velocidad de disolución de la droga, velocidad de vaciado gástrico, eliminación por primer paso hepático.

Pico en plasma: se trata de la máxima concentración plasmática. Un pico más alto y más precoz indica mayor velocidad de absorción, mientras que uno más alto pero más tardío, menor velocidad de eliminación.

Bioequivalencia: se dice que dos preparados farmacéuticos son bioequivalentes si tienen la misma biodisponibilidad. Las diferencias de biodisponibilidad entre diversos medicamentos con la misma concentración de droga, obedecen a diferencias de velocidad de disolución del preparado. Estas pueden deberse a diferencias de tecnología o a diferencias de calidad de la droga empleada.

Farmacodinamia

La introducción de un fármaco en un organismo produce modificaciones de los mecanismos bioquímicos y fisiológicos en las células, órganos o sistemas.

Es fundamental el concepto de que las drogas no crean funciones nuevas, simplemente incrementan o reducen (estimulan o inhiben) las funciones propias de una célula, tejido u organismo. La farmacodinamia involucra la interpretación racional de los mecanismos por los cuales actúan los fármacos. Este conocimiento surge a partir de datos experimentales y clínicos realizados con los mismos fármacos.

Acción y efecto farmacológico

La acción de un fármaco es la modificación en aumento o disminución, de las funciones propias de una célula. Por un lado tenemos fármacos con acción farmacológica propia, ejemplo, la acción simpaticomimética de la noradrenalina por estimulación de los receptores específicos ubicados en distintos órganos. Por otro lado, un fármaco puede actuar por mecanismos psicológicos (sugestión), hecho que es propio de los placebos. Se denomina entonces efecto placebo al componente psicológico de la acción o efecto de un fármaco activo o no.

La respuesta o efecto de un fármaco es la evaluación de su acción utilizando procedimientos técnicos simples o complejos. Como ejemplo, en el caso de la adrenalina, el efecto hipertensor (acción simpaticomimética), se evalúa con un esfingomanómetro por un aumento de la presión arterial. El órgano que recibe la acción que se mide se denomina órgano efector. El proceso por el cual se ejerce la acción farmacológica evaluada en el órgano efector, se denomina mecanismo de acción. En el caso de la adrenalina, la estimulación de los receptores α-adrenérgicos del músculo liso vascular, al producir una vasoconstricción generalizada (modo de acción) genera el efecto hipertensor.

Mecanismo de acción de los fármacos

Para que se produzca una respuesta farmacológica, las moléculas del fármaco deben acercarse a las moléculas celulares y lograr una influencia química sobre ellas. El sitio donde ejerce la acción farmacológica o biológica de la droga se denomina biofase. La acción farmacológica de la droga desencadenaría una serie de procesos o modificaciones de tipo físico, químico o fisiológico conocido como efecto o efectos farmacológicos.

Drogas de acción específica

Son aquellas en las cuales la actividad farmacológica está mediada a través de una interacción con elementos celulares específicos, denominados receptores. Los receptores son macromoléculas con las cuales interactúan las drogas para producir sus efectos biológicos característicos. Las drogas de acción inespecífica presentan su actividad farmacológica directamente no relacionada a la estructura química en sí.

Curvas dosis – respuesta

Se define curva dosis-respuesta o curva concentración-efecto a la representación gráfica de la intensidad del efecto farmacológico en función de la concentración o dosis administrada. Quiere decir que existe una relación sistémica y continua entre la dosis aplicada y la magnitud o intensidad del efecto que dicha dosis produce.

Interacción de drogas a nivel del receptor

Dos o más drogas pueden interactuar simultáneamente a diversos niveles: en la fase farmacéutica, en la fase farmacocinética, o a nivel de la fase farmacodinámica.

Variaciones de las respuestas a los fármacos

- *Hipersensibilidad*: sucede cuando la acción de un fármaco se potencia ante situaciones especiales del individuo.
- *Taquifilaxia:* es la rápida disminución de la sensibilidad a una droga, debido a la exposición a dosis sucesivas con cortos intervalos de separación.
- *Tolerancia*: es la disminución gradual de la efectividad de una droga cuando se la administra repetidamente en prolongados períodos de tiempo. En clínica médica, la tolerancia se manifiesta por la necesidad de un incremento de dosis para lograr el efecto deseado.
- *Resistencia*: es la falta de eficacia de drogas antimicrobianas (antibióticos y quimioterápicos).

Farmacología clínica

La farmacología clínica es la rama de la farmacología que estudia el ser humano como sujeto experimental. Dentro de su amplio campo de estudio es importante citar el desarrollo de nuevas drogas, la farmacovigilancia, las reacciones adversas, las interacciones y la evaluación riesgo/beneficio.

Desarrollo de nuevas drogas

La investigación y desarrollo de un nuevo medicamento es un proceso largo y complejo, que requiere de la participación de un grupo multidisciplinario de profesiones y de un flujo económico considerable.

Etapas del desarrollo de una nueva droga

El tiempo de desarrollo promedio de un nuevo medicamento varía entre seis y diez años.

Descubrimiento y síntesis de la nueva droga

Actualmente, la síntesis química es la forma habitual de obtención de drogas, aunque perduran otras formas (fermentación para producir antibióticos, etcétera). Cada vez más se está utilizando la biotecnología, a través de las técnicas de recombinación del ADN y de los anticuerpos monoclonales. Una vez seleccionada la molécula se inician los desarrollos farmacéuticos y farmacológicos. Este último se divide en dos partes: farmacología preclínica y farmacología clínica.

Farmacología preclínica

Es el adecuado y amplio estudio farmacológico en animales de experimentación, que proporciona la información farmacodinámica, farmacocinética y toxicológica necesaria para decidir el paso con un relativo margen de seguridad, a la etapa clínica en el hombre.

Para la implementación de la toxicología preclínica se utilizan varias especies de animales, siendo las más frecuentes, roedores (ratas de bioterio), conejos, y en pocos casos monos. Existen tests de toxicidad aguda, subaguda y crónica. Además se realizan tests teratogénicos (evalúan la aparición de malformación embrionaria a partir del uso de drogas durante el embarazo); tests mutagénicos (estudian los cambios celulares producidos por drogas); tests carcinogénicos (analizan el potencial de un fármaco para provocar cáncer).

Indice terapéutico

Establecen una relación entre la toxicidad de la droga en estudio y su eficacia. El índice terapéutico (IT) es el cociente entre la dosis letal (que mata) el 50% (DL50) de los animales en experimentación, sobre la dosis efectiva para el 50% (DE) de ellos: IT: DL50 / DE50. Una droga es segura cuando la dosis tóxica es mucho mas alta que la dosis efectiva.

Evaluación clínica de eficacia y seguridad de las drogas.

Es la etapa que continúa luego de la farmacología preclínica. Además del estudio de nuevas moléculas, pueden incluir el análisis de nuevas indicaciones, formas farmacéuticas, etc. La aprobación de un nuevo medicamento en el ser humano, se realiza en base a una secuencia de etapas de investigación que reciben el nombre de fases de la farmacología clínica. El ensayo clínico es el elemento que se utiliza en cada una de esas fases, para evaluar eficacia y seguridad.

Ensayo clínico

El ensayo clínico de una droga es una investigación éticamente justificada y correctamente diseñada, cuyo objetivo es responder a una hipótesis planteada con precisión. Un aspecto fundamental del ensayo clínico es que cumpla con la norma, éticas planteadas en las normas de "Buenas Prácticas de Investigación Clínicas" (*Good Clinical Practice*), cuyos aspectos principales son:

- el médico investigador es el unico responsable del estudio;
- el experimento no debe provocar la muerte o daño del sujeto experimentado;
- se debe contar con el consentimiento informando firmado por los pacientes;
- el paciente tiene derecho en cualquier momento a la suspensión del estudio.

Fases de la Farmacología clínica

Se definen cuatro fases de investigación, identificadas con números romanos. Las fases I, II y III requieren la aprobación de la autoridad sanitaria. La fase IV se realiza cuando el producto está aprobado para su venta.

La fase I generalmente se realiza con veinte a cincuenta voluntarios sanos. Presenta objetivos bien definidos:

- es la primera administración al ser humano;
- estudia la farmacocinética en personas sanas;

- detecta la presencia de reacciones adversas;
- pesquisa la máxima dosis tolerada.

La fase II se lleva a cabo con doscientos a quinientos pacientes seleccionados con una enfermedad o síntomas a resolver, en estudios doble ciego controlados con placebo. Los objetivos son:

- visualizar posibles efectos terapéuticos;
- estudiar la farmacocinética;
- realizar la selección de dosis para la fase siguiente;
- detectar reacciones adversas;
- establecer la eficacia terapéutica;
- elegir la dosis definitiva;
- detectar reacciones adversas.

La fase III se realiza en dos mil a ocho mil pacientes, con una enfermedad o síntomas a resolver pero que pueden tener otras enfermedades, (los mas parecidos al paciente de la comunidad), en estudios doble ciego controlados con placebo. Los objetivos son:

- establecer la eficacia terapéutica con la dosificación elegida;
- detectar reacciones adversas;
- describir posibles interacciones con otros fármacos.

En los estudios de fase II y III, para reducir el sesgo del estudio, el diseño es doble ciego; ni el paciente ni el investigador saben lo que está tomado el paciente, droga en estudio o placebo.

La fase IV involucra todos los pacientes que reciben la droga. Los objetivos son:

- evaluación de resultados a largo plazo;
- evaluar nuevas indicaciones;
- estudiar nuevas dosis, vías de administración o formas farmacéuticas;
- pesquisar la aparición de reacciones adversas mediante el estudio de la farmacovigilancia.

Reacciones adversas

Las consecuencias indeseables de la administración de un fármaco se agrupan bajo el término de reacciones adversas. Este término involucra a los efectos adversos provocados por la droga, y a la respuesta inadecuada del paciente.

Formas farmacéuticas

Sólidas: se encuentran entre las más utilizadas, especialmente por la vía oral. Comprenden los comprimidos, comprimidos recubiertos, grageas, cápsulas, cápsulas blandas, comprimidos efervescentes, etc. Constan del principio activo y excipientes para lograr su compresión, y así luego de su ingestión oral, poder disolverse en el estómago y absorberse en el duodeno.

Semisólidas: se describen granulados, óvulos, cremas, pomadas, supositorios, geles, etc. Presentan un tratamiento previo que las hace más fáciles de absorber y/o disolverse en los lugares indicados para actuar.

Líquidas: se describen jarabes, suspensiones, elíxires, ampollas bebibles, ampollas, gotas, etcétera. La droga se encuentra disuelta en un medio líquido que contiene excipientes, colorantes y conservantes. Estas formas presentan una rápida absorción gastrointestinal. Se indican preferentemente en lactantes, niños y gerontes.

Vías de administración

1. *Vías naturales*

a) *Vías enterales:* absorción digestiva tras la vía oral. La velocidad de absorción es modificada por:

- velocidad de vaciamiento gástrico;
- motilidad intestinal;
- alimentos;
- velocidad de disolución: depende principalmente de la forma farmacéutica;
- flujo sanguíneo en el sitio de absorción;
- otras drogas.

b) *Vía oral*: es la vía de administración más utilizada. Constituye la mayoría de las recetas médicas. También se la conoce como vía bucal (con deglución). Posee varias ventajas: fácil administración, absorción generalmente segura, más económica y aceptada. La absorción se realiza a través de las microvellosidades del intestino delgado.

Debilidades de la vía oral:

- Puede producir irritación de la mucosa digestiva. Esta en parte puede neutralizarse con preparados que posean capa entérica, y administrando las drogas irritantes durante o después de las comidas.
- El proceso del primer paso hepático (vía vena porta) puede reducir marcadamente la biodisponibilidad.
- Las drogas poco solubles se absorben en forma irregular e incompleta.

Velocidad de absorción: El *75%* de una dosis oral puede absorberse en 1 a 3 horas.

c) *Vía sublingual:* los comprimidos sublinguales se colocan bajo la lengua o en la fosa maxilar entre el carrillo y la encía superior. Permite que la droga ingrese directa y rápidamente al sistema venoso cava (y no al porta, como lo hace la vía oral con deglución). De esta manera, se evita el efecto de primer paso hepático. Presenta mayor biodisponibilidad que la vía oral y posee una fácil y relativamente cómoda administración.

Sus debilidades son su pequeña superficie de absorción, es más incómoda que la vía oral con deglución y el sabor puede ser desagradable. Un ejemplo de esta vía con gran utilidad clínica, es el uso de nifedipina sublingual para el rápido control de la crisis hipertensiva.

d) *Vía rectal*

Actúa localmente sobre la mucosa del intestino grueso. Se usa para provocar la evacuación del colon, o para actuar sistémicamente luego de su absorción.

Las ventajas comparadas con la vía oral son: mayor biodisponibilidad que la vía oral, al evitar el efecto inactivador del primer paso hepático, rápido comienzo de acción, puede usarse cuando se imposibilita la vía oral. Sus desventajas son: absorción irregular o incompleta, incómoda, ha caído en desuso con el correr de los años, sus formas farmacéuticas más usadas son supositorios y cremas.

2. *Vía inhalatoria*

Es la administración de drogas vehiculizadas por el aire inspirado. Actúan a nivel local, sobre las vías respiratorias superiores, sobre bronquioles y alvéolos. Los métodos de administración y formas farmacéutica más usadas son:

- Inhalación de gases y líquidos volátiles (anestésicos generales);
- aerosoles o nebulizadores: dispersiones finas para acciones generales; (salbutamol como broncodilatador, budesonide como corticoide tópico);
- pulverizador: dispersiones gruesas para acciones locales;
- vaporizaciones.

Estas formas tienen las ventajas de un rápido comienzo de acción; como desventaja la necesidad de aparatos especiales, la fugacidad de su acción y cierta dificultad para determinar la dosis y cantidad absorbida. La absorción pulmonar se hace a través de los alvéolos pulmonares que representa una enorme superficie absortiva (70 m^2 en el adulto).

3. *Vía tópica*

Se la utiliza casi exclusivamente para logar efectos locales sobre piel y mucosas. En los últimos años han salido formas tópicas sobre la piel para lograr efectos sistémicos. Como ejemplo de esto último existen: discos transdérmicos de nitroglicerina para angina de pecho, desmopresina (antidiurético), parches de diclofenac como antiinflamatorio, parches de nicotina para dejar de fumar, parches con anticonceptivos, gel de estradiol transdérmico para los síntomas climatéricos; parches con medicación para el Alzheimer.

Dentro de los fármacos más utilizados para la vía tópica por su gran absorción, se encuentran los glucocorticoides en forma de cremas.

La aplicación sobre la piel requiere una técnica sencilla. Como desventaja presenta una pobre acción sobre las capas cutáneas profundas.

Los preparados más usados en las mucosas son:

- mucosa ocular: colirios, pomadas, irrigaciones;
- boca y garganta: comprimidos, buches, gárgaras;
- vaginal: óvulos, tabletas, cremas, geles, duchas;
- fosas nasales: gotas nasales, nebulizaciones, suspensiones.

4. *Vía parenteral o inyectable*

Involucra la inyección de drogas a través de la piel o de las mucosas por medio de una aguja hueca. Comparada con la vía oral, la vía parenteral consigue una absorción más rápida y completa y al evitar el primer paso metabólico hepático, logra una mayor biodisponibilidad sistémica.

Como ventaja adicional, esta vía puede emplearse cuando la vía oral es imposible por vómitos o inconciencia. Las debilidades de esta vía son:

- puede producir dolor;
- varias de ellas deben ser aplicadas por otra persona;
- requiere material descartable;
- puede provocarse shock anafiláctico, en el caso de pacientes alérgicos a algunas drogas.

Descripción de algunas vías parenterales

Vía subcutánea o hipodérmica: consiste en la introducción del líquido en el tejido subcutáneo, debajo de la piel (entre la piel y el músculo). Se aplica tomando un pliegue de piel en el abdomen, cara externa del brazo o del muslo. La ventaja principal es la aplicación de inyecciones repetidas de pequeños volúmenes durante tratamientos prolongados (insulina, eritropoyetina, heparina, vacunas).

Vía intramuscular: es la vía inyectable más usada. Utiliza la gran vascularización y flujo sanguíneo de la zona muscular. El glúteo mayor es la zona más utilizada. Para evitar inconvenientes (evitar el nervio ciático), se debe inyectar en el cuadrante supero-externo de la nalga.

Vía intradérmica: se utiliza para pruebas cutáneas de hipersensibilidad o para anestesia local de piel.

Vía intravenosa o endovenosa: es la vía más utilizada para uso en internación y en emergencias. Es la vía más rápida para introducir drogas en circulación, siendo sus efectos casi inmediatos. Permite entre otras ventajas controlar la dosificación, administrar sustancias que no pueden ir por otras vías, siempre que están adecuadamente diluidas. Se aconseja nunca administrar una inyección intravenosa en bolo rápido, por el riesgo de provocar shock, hipotensión o paro cardíaco.

Vía intraarterial: para arteriografías y estudios por cateterismo.

Vía intracardiaca: se usa para proporcionar adrenalina en los casos de paro cardíaco.

Vía peridural: es la inyección en el espacio subaracnoideo, usualmente entre la segunda y la quinta vértebras lumbares. Se la utiliza para inyectar anestesia intrarraquídea o espinal (analgesia en el parto) o para introducir antibióticos en caso de meningitis u oncológicos en caso de metastasis meníngeas.

Instituciones Oficiales

La Administración Nacional de Medicamentos, Alimentos y Tecnología Médica (ANMAT) regula y controla la aprobación de medicamentos en Argentina. Emite continuamente disposiciones sobre farmacovigilancia de los remedios, control de los prospectos, monitoreo de los ensayos clínicos, etcétera.

El Instituto Nacional del Medicamento (INAME) controla la calidad de los remedios y fiscaliza que los laboratorios elaboradores y cumplan las buenas prácticas de manofactura.

El Instituto Malbrán controla y realiza la provisión de las vacunas oficiales, y controla la epidemiología de las enfermedades infecciosas.

Cámaras de la Industria Farmacéutica

Son: CAEME (Cámara Argentina de Especialidades Medicinales) que agrupa a los laboratorios multinacionales, CILFA (Centro Industrial Farmacéutico Argentino) que reúne a laboratorios nacionales, y COOPERALA (Cooperativa de laboratorios argentinos) que nuclea a los laboratorios nacionales medianos y pequeños. Además están las cámaras de medicamentos genéricos.

Condición de expendio de medicamentos

Se encuentran bajo las siguientes formas:

- *Medicamentos de venta bajo receta:* requiere la receta simple de un médico que posea matrícula habilitante para ejercer la medicina. En esta condición se encuentran la mayoría de los medicamentos disponibles.
- *Medicamentos de venta bajo receta archivada:* requiere la emisión de una receta original y otra duplicada de un médico que posea matrícula habilitante para ejercer la medicina. La receta duplicada debe ser archivada por la farmacia para poder ser controlada por la ANMAT. Alcanza drogas que requieran un control especial para evitar su mal uso como: antibióticos, psicofármacos, antivirales, oncológicos, sildenafil, tadalafil.
- *Medicamentos de venta bajo receta controlada:* requiere la emisión de una receta original y otra duplicada de un médico que posea matrícula habilitante para ejercer la medicina, y además la ANMAT controla con registros archivados el uso de estos medicamentos. Se trata de drogas de alta vigilancia farmacológica por su estrecha ventana terapéutica (relación entre la actividad terapéutica y efectos colaterales).
- *Medicamentos de venta libre:* son medicamentos que se pueden adquirir en las farmacias sin necesidad de receta médica. Son considerados muy seguros desde el punto de vista de sus efectos colaterales debido al tiempo de uso.
- *Recetas de medicamentos estupefacientes o que pueden provocar adicciones:* se realizan mediante recetas triplicadas emitidas por el Ministerio de Salud que el médico matriculado debe llenar, con lo cuál se lleva un control estricto de su uso.

Normas actuales de confección de recetas médicas

La reglamentación de la ley de Promoción de la Utilización de Medicamentos por su Nombre Genérico Nº 25.649, Decreto 987/2003 obliga al cuerpo médico a confeccionar las recetas de la siguiente manera:

- Receta con membrete del médico o institución.
- Nombre del paciente.
- Nombre genérico de la droga, con la forma farmacéutica, la concentración de la droga, y la cantidad de elementos de cada unidad.

- La marca registrada del medicamento es optativa. El médico puede solo colocar el nombre genérico.
- Fecha, firma y sello del médico.

En la suposición que el médico considere indispensable prescribir por marca, por razón fundada, podrá realizarlo, debiendo consignar primero el nombre genérico del medicamento y agregar de su puño y letra, a continuación de la firma correspondiente a la prescripción por la marca, la justificación que avale la decisión bajo el título "justificación de la prescripción por marca" firmando nuevamente y aclarando con el correspondiente sello.

El farmacéutico, si el paciente lo requiere, tendrá que mostrar opciones más económicas que la marca escrita por el facultativo en la receta original, siempre que se trate de la misma droga y forma farmacéutica. El farmacéutico con acuerdo del paciente, podrá entonces cambiar por una opción más económica que la prescrita por el médico, debiendo el paciente y el farmacéutico firmar la receta original.

Aparato Respiratorio

Se denomina aparato respiratorio, al conjunto de órganos especializados por donde circula el aire tomado del medio externo mediante el proceso respiratorio, para llegar a los pulmones donde se efectúa el intercambio gaseoso. Mediante este mecanismo se cede oxigeno a la sangre y se elimina anhídrido carbónico en el aire espirado.

Anatomía

El aparato respiratorio está formado por tres sistemas para cumplir su cometido:

1. sistema músculoesquelético;
2. sistema de conducción;
3. sistema de intercambio gaseoso.

1. Sistema músculoesquelético

Este sistema moviliza el aire a los pulmones para su renovación. Los pulmones se encuentran contenidos en el armazón osteomuscular del tórax compuesto por vértebras, costillas, cartílagos costales y esternón.

La caja torácica tiene una conformación cónica cuya base está ocupada por un músculo en forma de bóveda: el diafragma, motor principal de la respiración. En la inspiración, la contracción del diafragma hace descender el piso del tórax incrementando el volumen vertical de la caja torácica.

Por su parte, la contracción de los músculos intercostales aumentan las dimensiones anteroposteriores y transversal de la caja. La espiración, en condiciones normales, se realiza de forma pasiva, siendo activa con contracción de los intercostales internos en caso de tos, asma o esfuerzo físico.

Otro elemento importante del mecanismo respiratorio, es la membrana pleural que rodea a los pulmones. Esta membrana es fibroelástica y posee dos hojas: una visceral y una parietal, quedando en el medio de ambas la cavidad pleural.

2. Sistema de conducción

Conduce el aire exterior para ser intercambiado en los alvéolos pulmonares. En el momento de la inspiración el aire penetra por las fosas nasales, pasa por la laringe, tráquea y bronquios fuentes. Luego transcurre por el árbol bronquial hasta sus ramas terminales, donde alcanza los alvéolos. En síntesis, el bronquio principal de cada pulmón une a este órgano con la tráquea, este a su vez, por medio de la laringe, la faringe y la cavidad nasal, se pone en contacto con el aire exterior. Las estructuras de conducción extrapulmonares son rígidas a través de anillos cartilaginosos, esto evita su colapso ante cualquier inspiración enérgica.

Del árbol bronquial a la membrana alvéolo-capilar: A partir de la tráquea, los bronquios primarios se ramifican dentro de cada pulmón, tres para el lóbulo derecho y dos para el izquierdo. Van perdiendo sus componentes cartilaginosos a medida que reducen su diámetro, aumentan proporcionalmente el anillo de músculo liso que lo rodea. Luego, el bronquio pasa a llamarse bronquiolo hasta convertirse en alvéolo. Los alvéolos respiratorios son pequeños sacos conformados por una estrecha membrana llamada "alvéolo-capilar" por esta relación con la membrana de los capilares que transcurre entre ellos. Aquí desembocan los bronquiolos respiratorios, y es allí donde tiene lugar el intercambio "aire-sangre". Debido a que estos sacos carecen de musculatura elástica que los mantenga dilatado, poseen surfactante, una sustancia tensioactiva que evitan que sus paredes se colapsen.

Pulmones: son los órganos esenciales del aparato respiratorio. Son vísceras pares situadas en el tórax. Poseen cisuras que dividen a los pulmones en segmentos llamados lóbulos, que en el pulmón izquierdo son dos y en el derecho tres. Además, presentan por su cara interna, una abertura llamada hilio por donde penetran los bronquios, las arterias, las venas, los linfáticos y los nervios.

3. Sistema de intercambio gaseoso.

Por los capilares de los alvéolos circula la sangre venosa que debe desprenderse del dióxido de carbono y captar oxígeno para llevarlo al organismo. El aire de los alvéolos está separado de la sangre de los capilares pulmonares por las células epiteliales, la membrana basal del epitelio alveolar, la membrana basal del endotelio capilar.

El intercambio gaseoso se realiza merced a la permeabilidad y fina estructura del endotelio capilar y del epitelio alveolar. El desplazamiento de los gases (O_2 y CO_2) depende de la presión parcial o concentración de los mismos.

La respiración es un proceso que se realiza de modo automático. Un adulto con una respiración tranquila tiene una frecuencia respiratoria de 12 a 18 por minuto, lo que equivale a movilizar entre seis y siete litros de aire. El centro respiratorio regula la amplitud y frecuencia de los movimientos respiratorios, según los requerimientos de O_2 por el organismo.

Fisiopatología Respiratoria

Broncoespasmo

Existen múltiples estímulos capaces de provocar obstrucción bronquial, dando origen a broncoespasmos que dificulta el paso del aire.

Este proceso es conducido a nivel del músculo liso bronquial por sustancias como el AMP_C y el Ca^{++}. Los mediadores químicos (histamina, brondiquinina, etc.) se liberan desde los mastocitos o células cebadas y son los responsables del efecto broncoconstrictor sobre el músculo liso bronquial.

También participan en la fisiopatología del espasmo bronquial el sistema adrenérgico y los factores colinérgicos. En los pulmones, la estimulación de los receptores B_2 adrenérgico produce broncodilatación y reducción de la producción de moco, y la estimulación provoca broncoconstricción.

Sistema y Signos Respiratorios

Disnea: es la respiración desagradable, penosa, jadeante con sensación de asfixia. Se presenta en casos de requerimiento aumentando la ventilación, ya sea por necesidad de O_2 (altura, aumento del metabolismo basal) o por esfuerzo físico. También se presenta en casos de disminución de la capacidad ventilatoria, por insuficiencia respiratoria

Tos: es el síntoma más frecuente de patología respiratoria. Es un acto de defensa, pues contribuye al drenaje broncopulmonar, pero su reiteración es molesta.

Hemoptisis: es la expulsión de sangre proveniente de las vías respiratorias inferiores.

Cianosis: es la coloración azulada de piel y mucosas por aumento del anhídrido carbónico en la sangre. Es de origen pulmonar, pudiendo ser provocada por asma bronquial, enfisema, bronquitis, laringoespasmo, etc.

Sibilancias: es el silbido que se escucha cuando existe broncoespasmo severo, producido por la dificultad para eliminar el aire en la fase espiratoria de la respiración.

Asma bronquial

Es la obstrucción reversible y generalizada de bronquios y bronquíolos, debido al espasmo de la musculatura e inflamación bronquial (edema e hipersecreción). Sus síntomas son disnea, tos, sibilancias y roncus. Presenta dos mecanismos fundamentales:

a) Hiperreactividad bronquial con tendencia a la broncoconstricción,
b) Factor inmunológico donde los antígenos (específicos) dan origen a la formación de anticuerpos, que se fijan en las células, especialmente mastocitos.

La reentrada del antígeno produce una serie de reacciones alérgicas de intensidad variable. El asma bronquial presenta una predisposición familiar. El sujeto tiende a enfermarse cuando entra en contacto con el antígeno (sustancia sensibilizante). La mayoría de los asmáticos tienen sus crisis en los meses fríos del año por el ingreso de virus y/o bacterias por vía respiratoria.

Farmacología del Aparato Respiratorio

Drogas broncodilatadoras

Se las utiliza para el tratamiento del asma bronquial y otras patologías con broncoconstricción.

Agonistas B_2 adrenérgicos

Integran el grupo los agonistas selectivos B_2. Se las utilizan como drogas broncodilatadores. La vía de administración principal es la inhalatoria. La vía oral no aumenta la eficacia pero si los riesgos. Los efectos adversos más frecuentes de los agonistas B_2 son taquicardia, temblores musculares y vasodilatación.

Agonistas B_2 adrenérgicos de corta duración
Las drogas más utilizadas del grupo son: salbutamol, clenbuterol, fenoterol y terbutalina.

Agonistas B_2 adrenérgicos de larga duración
Se los utiliza como preventivos, no para casos de asma agudo. Son el formoterol, y el salmeterol, su mayor uso es el asociado a corticoides inhalatorios.

Antagonistas de los receptores muscarínicos
En el músculo liso bronquial existen receptores muscarínicos que inducen bronco-constricción. En la mayoría de los casos el bloqueo de estos receptores tiene utilidad clínica. En general, tiene mayor respuesta cuando se lo asocia a agonistas B_2. Las drogas son el bromuro de ipratropio y el tiotropio. Se lo administra por vía inhalatoria.

Metilxantinas
La teofilina y la cafeína son la metilxantinas principales. Relajan la mayoría de los músculos liso no vasculares. A nivel cardíaco pueden producir taquicardia moderada. A nivel de sistema nervioso central son psicoestimulantes. Forma este grupo la teofilina y la aminofilina

Drogas para profilaxis del asma

a) Este tipo de drogas incluyen el cromoglicato de sodio y del nedocromil. Las dos se utilizan por vía inhalatoria, en dosis de 3 a 4 veces por día.
b) Otro grupo incluyen dos drogas el montelukast y al zafirlukast. Son antagonistas selectivos de los receptores de los leucotrienos. Sirven como profilaxis y tratamiento del asma crónico. Son comprimidos masticables para vía oral.
c) Acción de los glucocorticoides en el asma bronquial: Inducen una estimulación heteróloga de los receptores B_2. Sus efectos antiinflamatorios y antialérgicos también mejoran al paciente asmático.
   La aparición de glucocorticoides activos por vía inhalatoria, ha permitido ampliar su uso en los pacientes asmáticos, reducir notablemente los episodios de asma agudo y mejorar la calidad de vida de estos pacientes.
   Beclometasona, budesonide, fluticasona y ciclesonida integran el grupo. En dosis terapéuticas carece de reacciones adversas sistémicas. También se asocian con broncodilatadores agonistas B_2, pudiendo alcanzar una máxima eficacia terapéutica.
d) Drogas asociadas por vía inhalatoria: se describen salmeterol más fluticasona, formoterol más budesonide y salbutamol más beclometasona. En la actualidad, es el grupo mas utilizado para la prevención del asma.

Mucolíticos y Expectorantes
Facilitan el movimiento y expulsión de las secreciones bronquiales. Pueden producir broncoconstricción como efecto adverso.

Mucolíticos: fluidifican las secreciones bronquiales sin aumentar su volumen. La n-acetilcisteína es un potente mucolítico por vía inhalatoria. No interfiere con el efecto de los antibióticos. Hedera helix, bromhexina y ambroxol son otras drogas mucolíticas y expectorantes.

Histamina y antihistamínicos

La histamina (H) es una amina biógena que se encuentra depositada fisiológicamente en diversos tejidos (pulmón, piel, hígado, mucosa gástrica, mastocitos) pudiendo actuar sobre diferentes estructuras como el músculo liso, la secreción digestiva, y los vasos (arteriolas, capilares).

La histamina provoca numerosas acciones farmacológicas que se evidencian a nivel vascular (anteriolas, capilares), a nivel de la musculatura lisa (bronquios, intestino, útero), a nivel de las secreciones (ácido clorhídrico) a nivel cutáneo (eritema), pápula (o roncha), prurito.

Acciones de la histamina	
Estructuras	**Efectos**
Músculo liso	Espasmo → Bronquio → Utero → Colon
Vasos	Vasodilatación
Piel	Urticaria, Prurito

Los alergenos (o antígenos) pueden clasificarse en :

- Exógenos (polvillo ambiental, polen, hongos, etcétera) y
- Endógenos (parásitos, bacterias).

En la reacción alérgica el primer contacto con el antígeno (sensibilización), da lugar a la producción de anticuerpos de tipo IgE o IgG (inmunoglobulinas) que se fijan sobre las membranas de los mastocitos.

En un segundo tiempo: se altera la permeabilidad de la membrana mastocitaria (desestabilización de la membrana) y se produce la degranulación del mastocito y liberación o salida de la histamina (histaminoliberación) y otras aminas vasoactivas (serotonina, bradiquinina, prostaglandinas), que desencadenarán las diversas reacciones alérgicas (alergopatías).

Patologias Alérgicas

La alergia (o hipersensibilidad) es una reacción inmunitaria perjudicial para el organismo ante la presencia de un estímulo o alergeno.

El alérgico es un sujeto que "reacciona" ante un estímulo que a otro de su misma especie le resulta inocuo o indiferente. El antígeno desencadenante de la respuesta alérgica puede ser de distinto origen: alimentos (huevo, pescados, lácteos, tomate, chocolate), medicamentos (penicilina, dipirona, yodo), inhalantes (humos, polvillo ambiental), contactantes (cosméticos, pinturas), y en muchas oportunidades el alergeno es desconocido.

La mayoría de las patologías alérgicas son de frecuente observación a nivel cutáneo, respiratorio, ocular, nasal, y casualmente en estos casos es donde tienen su gran indicación los antihistamínicos-antialérgicos sistémicos o tópicos.

Antihistamínicos

Como su nombre lo indica, son fármacos que se oponen (antagonistas) a la histamina (agonistas), ya que al poseer una estructura química semejante ocupan receptores histaminérgicos H_1 destinados a ella. Este mecanismo de acción se llama antagonismo competitivo ya que "compiten" por el receptor histaminérgico, tanto el fármaco agonista como el antagonista.

Los recursos terapéuticos para combatir la peligrosa actividad de la histamina son fundamentalmente dos: los corticosteroides (hidrocortisona, prednisona, dexametasona, betametasona) y los antihistamínicos, que se conocen como antialérgicos.

Clasificación General de los Antihistaminicos H1		
	Clásicos	Difenhidramina Clorfeniramina Dimenhidrinato Carbinoxamina
Anti - H 1		
	Modernos	Loratadina Desloratadina Cetirizina Fexofenadina

Entre los fármacos antihistamínicos se destacan históricamente la difenhidramina y la carbinoxamina, que fueron los primeros derivados sintetizados para uso clínico. A pesar de su leve efecto depresor del SNC que produce somnolencia y sedación, son muy utilizadas en los casos de prurito intenso por alergia en pediatría, y son consideradas muy seguras por su prolongada farmacovigilancia.

Actualmente se cuenta con antihistamínicos de "segunda generación", loratadina, cetirizina, desloratadina y fenoxafenadina, que se caracterizan por poseer una mejor biodisponiblidad (1 toma diaria = 24 horas de acción), pero sobre todo por su ausencia de efecto sedante o hipnótico.

Aparato Digestivo

Anatomía

El aparato digestivo se compone de dos partes:
1) el tubo digestivo, un tubo largo y cilíndrico;
2) los anexos del tubo digestivo, una serie de glándulas que se ubican a su alrededor.

1. Tubo digestivo

Se extiende de la boca hasta el ano, y tiene una longitud de diez a doce metros. Posee las siguientes partes: boca, faringe y esófago, que conforman la entrada de los alimentos.

Esófago: es un conducto músculo-membranoso que va del cuello hasta la parte superior del abdomen.

Estómago: se sitúa en la parte superior de la cavidad abdominal, por debajo del hígado y el diafragma. Presenta dos curvaturas, la mayor, sobre la izquierda, convexa, la menor, cóncava sobre la derecha. Presenta dos orificios: el cardias en la parte superior, y el píloro en su parte inferior. La mucosa gástrica está compuesta por pliegues, presentando un epitelio donde se encuentran las glándulas gástricas.

Intestino delgado: consta de dos porciones, la primera se llama duodeno, y la segunda, más larga, yeyuno-íleon. El duodeno tiene 4 porciones. El yeyuno-íleon mide de seis a nueve metros, presenta una serie de curvas llamadas asas. Posee pliegues y vellosidades intestinales que sirven para aumentar la superficie de absorción y de secreción de la mucosa.

Intestino grueso: representa el fin del tubo digestivo. Se divide en seis partes: ciego, colon ascendente, colon transverso, colon descendente, colon sigmoide y recto. Presenta pliegues y glándulas tubulares pero no contiene válvulas ni vellosidades. En el ciego, desemboca el delgado, y por debajo, se implanta un pequeño tubo denominado apéndice cecal, que puede llegar a infectarse provocando una apendicitis aguda.

El recto es la parte terminal del intestino grueso, y se comunica con el exterior por medio del ano, que es el orificio de salida del tubo digestivo. El recto presenta una primera porción, la ampolla rectal y una segunda estrechada, el conducto anal.

2. Anexos del tubo digestivo

Corresponden a las glándulas que segregan sustancias destinadas a modificar los alimentos.

Glándulas salivales: segregan saliva, y son la parótida, la submaxilar y la sublingual, ubicada de a pares cerca de la cavidad bucal.

Hígado: ocupa la totalidad del hipocondrio derecho y está formado por los lobulillos hepáticos.

Vesícula biliar: situada en la cara inferior del hígado y anexo al conducto excretor de la bilis, es un reservorio con forma de pera, que tiene la función de almacenar la bilis producida por el hígado para volcarla al intestino cuando sea requerido.

Páncreas: lo constituyen tres porciones: cabeza, cuerpo y cola. Contienen el conducto de Wirsung y el de Santorini, que vierten el jugo pancreático en el duodeno.

Peritoneo: es una membrana que tapiza las paredes de la cavidad abdominal y de la cavidad pelviana, y que se divide en parietal y visceral.

Fisiología de la digestión

Es la función que descompone los alimentos recibidos en el canal digestivo, en sustancias fáciles de ser absorbidas por la mucosa intestinal, para luego mediante los capilares sanguíneos, ser conducidas a las células. La digestión necesita para ser realizada, procesos mecánicos y químicos. El alimento contiene el aporte calórico y las proteínas para el mantenimiento de las células.

Las sustancias alimenticias fundamentales contenidas en los alimentos son: los hidratos de carbono, las grasas y las proteínas. La tarea del proceso digestivo es precisamente el de atacar con los jugos digestivos las gruesas moléculas de grasa, hidratos de carbono y proteínas para transformarlas en sustancias más pequeñas como glucosa, ácidos grasos, aminoácidos, etc. El aparato digestivo contiene glándulas, invaginaciones del epitelio y células secretoras que proveen enzimas, para degradar los alimentos y así poder ser absorbidos.

Contracciones del tubo digestivo

Se denomina peristaltismo al movimiento rítmico que se sucede a intervalos regulares, consistiendo en una onda de contracciones de la musculatura que partiendo de la porción superior del tubo digestivo, se propaga hacia delante el contenido intestinal. Además, para mezclar los alimentos uniformemente con los líquidos digestivos, actúan, a su vez los movimientos segmentales.

Las fases de la digestión

Luego de ser desmenuzado y mezclado con la saliva en la boca el alimento es deglutido y, pasando por el esófago, llega al estómago. En el estómago la comida se estaciona durante un período que puede variar desde una a cuatro horas, según el tipo de alimento ingerido.

Los jugos gástricos y las contracciones estomacales la vuelven a diluir. Una vez que el contenido presenta una consistencia semifluida, el estómago lo vacía hacia el duodeno. El material luego va pasando por los otros tramos del intestino delgado (yeyuno e íleon), donde se produce la absorción de la mayoría de las sustancias químicas con valor nutritivo. En el intestino grueso tiene lugar la reabsorción de agua, con formación de una masa semisólida, las heces, que salen al exterior por el recto y el orificio anal.

Función de las glándulas salivales

La secreción de saliva está en estrecha relación con la toma de alimento y se produce a través de una serie de estímulos nerviosos entre la boca y el bulbo encefálico, donde se encuentran los centros salivadores. De aquí parten las fibras nerviosas que estimulan la secreción de saliva por las glándulas salivales. Este mecanismo nervioso es involuntario y constituye un reflejo, ya que se produce cada vez que la mucosa gustativa de la lengua y la boca es estimulada por la introducción de alimentos, así como la vista y el olor de la comida también lo produce.

En orden de tamaño, las glándulas salivales son la parótida, la submaxilar y la sublingual. La parótida es la más voluminosa. La inflamación de la parótida de origen viral, produce, en la infancia la parotiditis epidémica, vulgarmente llamada paperas.

La saliva

Un adulto segrega por día entre 1.000 y 1.500 ml de saliva. La misma se compone de un 99% de agua y el resto está formado por mucina, que le otorga viscosidad al líquido salivar, y por una enzima, la ptialina. La ptialina realiza la función digestiva de la saliva, transformando los hidratos de carbono cocidos en un azúcar, la maltosa. Si el alimento ha sido bien masticado y humedecido por la saliva, ésta podrá iniciar su acción en el mismo estómago.

La masticación

Es un movimiento coordinado donde la acción de los labios, la mejilla, la lengua, la mandíbula y los dientes incisivos y molares, trabajan para desgarrar, triturar y formar la masa pastosa llamada bolo alimenticio.

Deglución

Es un proceso bastante complejo donde el alimento debe pasar de la boca al esófago, atravesando la faringe, donde convergen otras vías: las cavidades nasales, laríngea, esofágica y la oral.

La faringe constituye el cruce, por un lado, de la vía que transporta el aire y va desde las cavidades nasales hasta la laringe y luego a los pulmones; y por el otro, por el que pasa la comida desde la boca hasta el esófago. Durante la deglución, la respiración queda contenida por breve tiempo para que la comida no se desvíe por la vía equivocada y siga su curso hacia el esófago. En este, el bolo alimenticio desciende impulsado por las contracciones peristálticas hasta la válvula que cierra la entrada superior del estómago llamada cardias. Este esfinter que normalmente impide que la comida refluya al estómago, se relaja y permite que el bolo alimenticio ingrese al estómago para la digestión gástrica.

La digestión gástrica

El jugo gástrico, mediante sus enzimas, intervienen sobre el bolo alimenticio procedente del esófago, transformándolo en una masa llamada quimo.

Acidez del jugo gástrico

Se debe a la presencia del ácido clorhídrico. Desempeña un papel muy importante, ya que al tornar ácido el medio ambiente del estómago, provoca la muerte de las bacterias que habitualmente se introducen con la comida. El ácido clorhídrico es muy corrosivo, y la pared interna del estómago se haya protegida por una capa homogénea del moco.

Composición del jugo gástrico

Sus componentes esenciales son el ácido clorhídrico, el moco, la pepsina y el factor intrínseco.

La pepsina es una enzima segregada en forma de pepsinógeno por las células fundamentales del estómago. Dicha enzima actúa sobre las proteínas, separándolas en unidades más pequeñas, los prótidos y los péptidos, aptos para ser digeridos más fácilmente por los jugos intestinales. La transformación del pepinógeno en pepsinas está catalizada por el ácido clorhídrico.

El factor intrínseco es una sustancia segregada por la mucosa gástrica misma. Tiene la propiedad de unirse a la vitamina B_{12} que es introducida con las proteínas de los alimentos. El complejo formado impide que la vitamina sea destruida durante la digestión intestinal, llegando así hasta el hígado para realizar su acción antianémica.

Funciones del estómago

- mezcla y fluidificar el alimento;
- comienza la digestión de los carbohidratos y de la proteínas;
- forma el quimo.

La digestión intestinal

Intervienen en este proceso *enzimas*, *hormonas* y *sales biliares*.

La secreción pancreática

Una vez que el quimo ingresa en el duodeno, se pone en contacto con las secreciones del páncreas y del hígado. Cuando la primera parte del quimo llega al duodeno, la secreción del jugo pancreático aumenta notablemente. Al principio está compuesto por bicarbonato de sodio, que sirve para neutralizar la acidez que llega del estómago. Luego estimulado por una sustancia aislada de extractos de la mucosa duodenal, la secretina, y por otra secretada por el epitelio intestinal, la pancreozimina, el páncreas segrega enzimas que actúan químicamente sobre el quimo.

Las enzimas del jugo pancreático

Las enzimas pancreáticas hidrolizan (dividen por medio del agua) las proteínas, las grasas y los hidratos de carbono, las tres clases químicas a las que se reducen los alimentos.

La tripsina realiza la actividad proteolítica, es decir la descomposición de las proteínas. La tripsina desmenuza las proteínas en polipéptidos (aminoácidos relativamente simples). Estos aminoácidos pueden ser absorbidos sin inconvenientes por la mucosa intestinal. La quimiotripsina es otra enzima proteolítica, que actúa sobre la coagulación de la leche.

La enzima pancreática que actúa sobre los hidratos de carbono de alto peso molecular se denomina amilasa. La amilasa transforma a los hidratos de carbono en moléculas de maltosa, un disacárido formado por dos moléculas de glucosa, que puede ser absorbido perfectamente por el intestino. Además, se encuentra la maltasa, que escinde la maltosa, la sacarosa, etc. en monosacáridos (glucosa, fructosa, etc.).

Finalmente, la lipasa, realiza la acción de desdoblamiento de las grasas en sus componentes esenciales: el glicerol y los ácidos grasos.

La bilis

La producción de bilis se realiza en el hígado. Este órgano comanda el metabolismo y posee múltiples funciones, como la síntesis y desdoblamiento de sustancias generadas por el organismo, así como el de metabolizar las drogas utilizadas por los pacientes.

La bilis no solo contiene las sales biliares que ayudaran a la digestión de las grasas, sino también poseen los pigmentos biliares la bilirrubina y la biliverdina, que derivan de la destrucción de la hemoglobina de los glóbulos rojos.

La bilis se utiliza solo intermitentemente durante la absorción de alimentos. La vesícula biliar recoge la bilis segregada durante el lapso que hay entre una comida y otra. Cuando se realiza el acto de comer, la vesícula se contrae y la bilis, venciendo la resistencia del esfinter de Oddi, llega por el colédoco al duodeno. Las sales biliares, a pesar de no constituir enzimas, juegan un papel fundamental en la absorción de las grasas. Constituidas por ácidos complejos de estructura parecida al colesterol, se transforman en sales por bases fuertes, y actúan como agentes emulsionantes para que las grasas sean atacadas más fácilmente por la lipasa pancreática.

Signos y síntomas digestivos

Los principales son:

Anorexia: falta de apetito; *náuseas*: sensación de ganas de vomitar; *vómito*: expulsión de alimento por la boca; *constipación*: enlentecimiento del ritmo evacuatorio; *diarrea*: aumento del ritmo evacuatorio; *disfagia*: dificultad para ingerir la comida; *calambres*: dolor en el abdomen; *pirosis*: ardor estomacal; *cólicos*: dolores cíclicos a nivel abdominal; *meteorismo*: acumulación de burbujas gaseosas en el intestino; *ascitis*: acumulación de líquido en el peritoneo; *ictericia*: coloración amarilla de la piel por aumento de bilirrubina en sangre.

Patologías del aparato digestivo

Las más frecuentes son los que involucran al estómago y al duodeno. Los trastornos funcionales como la dispepsia, o sea un mal funcionamiento gástrico y los trastornos clorhidropépticos, son los más habituales.

Los trastornos clorhidropépticos

Aquí se ubican desde la gastritis hasta la úlcera péptica gástrica o duodenal.

Gastritis: es una inflamación aguda o crónica de la mucosa gástrica. La forma aguda puede aparecer bruscamente. La gastritis crónica puede cursar con pirosis, dolor epigástrico, náuseas.

Úlcera péptica: presenta como factor desencadenante la actividad clorhidropéptica del jugo gástrico. Es una solución de continuidad de la pared que llega en profundidad hasta la túnica muscular y a veces hasta la serosa. Evoluciona en brotes que tienden a curar en forma espontánea o con medicación, y que recidiva con frecuencia. Se localiza preferentemente en la curvatura pequeña del estómago y en el duodeno.

Cáncer de estómago: es una de las gastropatías más frecuentes. Cursa con falta de apetito, anemia y pérdida de peso.

Intestino: la dispepsia de fermentación, el colon irritable, la enterocolitis y la colitis ulcerosa idiopática son las patologías no tumorales más habituales del intestino.

La apendicitis aguda es la causa más común de abdomen quirúrgico de urgencia. El cáncer de colon debe ser investigado habitualmente después de los 50 años. Otras patologías son las parasitosis, los divertículos y las hemorroides, que son dilataciones varicosas de las venas hemorroidales.

Hígado

Las patologías más frecuentes son las hepatitis agudas provocadas por agentes infecciosos, de las cuales las más comunes son la de origen viral como la hepatitis A, B, o C. La cirrosis provocada especialmente por alcoholismo o post-viral, y los tumores, especialmente el carcinoma hepático, primario o metastásico, completan la lista.

Vesícula y vías biliares

La colecistitis aguda y su variante a largo plazo, la colecistitis crónica son las patologías inflamatorias más habituales de la vesícula.

La litiasis biliar o sea la formación de cálculos en la vesícula, producida por trastornos de la excreción de sales biliares y del colesterol, es una afección que habitualmente cursa con cólicos, náuseas y/o vómitos. Habitualmente requiere resolución quirúrgica.

Páncreas

La pancreatitis aguda es la inflamación aguda del páncreas. Es una enfermedad grave que por los trastornos hidroelectrolíticos que provoca, requiere cuidados intensivos. La pancreatitis crónica es un proceso inflamatorio crónico cuyo final es la fibrosis.

La esteatorrea (aumento de grasas en la materia fecal) y la mala absorción de las grasas requieren la administración de enzimas pancreáticas.

La enfermedad fibroquística del páncreas o mucoviscidosis, es una enfermedad hereditaria con alteración de las glándulas exócrinas que producen alteraciones gastrointestinales y respiratorias.

Finalmente, el páncreas puede estar afectado por adenocarcinoma que pueden localizarse preferentemente en la cabeza y en el epitelio canalicular.

Farmacología del aparato digestivo

Comprende varios grupos terapéuticos. Comenzaremos por el grupo de los medicamentos para la prevención y tratamiento de la gastritis y las úlceras, dos de los cuales, la ranitidina y el omeprazole, lideraron en sucesivos períodos el mercado mundial de prescripciones durante 10 años.

1. Drogas para el tratamiento de la gastritis, la úlcera gastroduodenal y diversos síndromes hipersecretores.

a) Antiácidos;
b) bloqueantes H_2;
c) prostaglandinas;
d) inhibidores de la bomba de protones;
e) sucralfato;
f) compuestos de bismuto.

a) Antiácidos

También llamados neutralizantes. Comprende el hidróxido de aluminio, el hidróxido de magnesio y el bicarbonato de sodio. Los antiácidos neutralizan el ácido clorhídrico aumentando el pH gástrico. El hidróxido de magnesio actúa más rápido, pero el hidróxido de aluminio tiene un efecto más prolongado. El hidróxido de aluminio además puede producir un aumento de secreción de mucus, con efecto protección sobre la mucosa.

Asociación hidróxido de aluminio + hidróxido de magnesio: la justificación es lograr un efecto rápido (hidróxido de magnesio) y más prolongado (hidróxido de aluminio).

Interacciones: la absorción de varios fármacos se retarda si se administra junto con compuestos de aluminio, calcio y magnesio.

Efectos adversos: El magnesio es laxante, el aluminio constipante.

Indicaciones: Constituían las drogas más importantes hasta la aparición de los bloqueantes H_2. Actualmente el lugar de los antiácidos sería secundario al uso de drogas antiácidas más potentes

b) Bloqueantes H_2

Los antagonistas de los receptores H_2 fueron desarrollados en la década del 70, con el objetivo de bloquear la acción de la histamina sobre la secreción gástrica. El primero que salió al mercado fue la cimetidina y cambió la historia de la enfermedad úlceropéptica. El segundo fue la ranitidina, que al poder ser administrada en una o dos tomas diarias, comparada con la cinco de la cimetidina, se adueñó de las preferencias de los médicos. Luego vinieron la famotidina y la nizatidina, que a pesar de tomar algunas ventajas farmacocinéticas, no pudieron superar a la ranitidina que se convirtió en la droga más recetada del mundo hasta la aparición del omeprazole.

Efectos farmacológicos: actúan como bloqueantes competitivos de los receptores H_2 en la célula parietal del estómago, inhibiendo la secreción de hidrogeniones [H+] que van a formar parte del ácido clorhídrico.

Indicaciones: Úlcera duodenal: a las cuatro y ocho semanas se obtiene la curación de la úlcera en el 90% de los pacientes. Luego de la suspensión del tratamiento, se observa en la mitad de los casos, una recurrencia de la enfermedad. Se preconiza entonces, el tratamiento de mantenimiento prolongado a bajas dosis.

Posología y vías de administración: Los bloqueantes H_2 pueden emplearse por vía oral o parenteral. *Ranitidina*: para el tratamiento de la úlcera duodenal se recomienda 150 mg dos veces por día o 300 mg antes de acostarse.

c) Prostaglandinas

Las prostaglandinas como el misoprostol (análogo al PGE_1) inhiben la secreción de ácido clorhídrico y estimulan la secreción de mucus y bicarbonato en la mucosa gástrica. Solo han superado a los bloqueantes H_2 en la profilaxis de las lesiones provocada por AINES, por eso se pueden usar asociado a ellos.

d) Inhibidores de la bomba de protones

El omeprazole fue el primero en llegar al mercado y se constituyó en la droga más recetada del mundo. Luego de algunos años salieron otros "prazoles" como pantoprazole, lanzoprazole, rabeprazole y un isómero del omeprazole, el esomeprazole.

Acción farmacológica: el omeprazole en un medio de $pH < 5$ se protona dando origen a dos derivados: el ácido sulfénico y una sulfenamida. Estos derivados forman uniones covalentes reaccionando con grupos –SH de ATPasa H+, K+ dependientes (bomba de protones) de las células parietales de la mucosa gástrica. Esta unión se realiza en proporción de dos derivados protonados por cada molécula de enzima que queda inhibida en forma irreversible. Luego de un tratamiento con omeprazole, se requieren varios días para retomar el nivel basal de actividad enzimática.

El omeprazole puede administrarse una vez al día a pesar de su corta vida media. Analizando su curva dosis-respuesta, es el más eficaz inhibidor de la secreción de ácido clorhídrico, pudiendo reducir en más del 95% la secreción diaria de ácido clorhídrico.

Indicaciones: ha demostrado ser eficaz no solo en úlcera duodenal, sino también en la esofagitis por reflujo y en el Síndrome de Zollinger-Ellison. Asociado con antibióticos se lo utiliza para la erradicación del *Helicobacter pylori*, una bacteria del estómago relacionada a la formación de úlceras

Posología: Para la úlcera duodenal y la esofagitis por reflujo 20-40 mg/día, hasta un máximo de 8 semanas. Como dosis de mantenimiento se recomienda omeprazole 10 mg/día para evitar las recurrencias, en forma prolongada.

Uso en internación: el omeprazole inyectable se utiliza eficazmente en la prevención de úlceras gastroduodenales, por stress, por internación, post-quirúrgico, o en pacientes en terapia intensiva.

e) Sucralfato

Es un antiulceroso que actúa formando una barrera protectora sobre el sitio ulcerado promoviendo de esta manera su curación. Se polimeriza a pH menor a 4, y forma un gel viscoso que se adhiere al epitelio y con más fuerza a los cráteres ulcerosos. Está considerado un fármaco complementario, que tiene su mayor aptitud en el reflujo gastroesofágico. Parte de sus efectos estarían mediados por un aumento de prostaglandinas a nivel gástrico. Se presentan en comprimidos y en solución.

f) Compuestos de bismuto

El bismuto tiene actividad antibacteriana contra el Helycobacter Pylori, y por eso su uso en esquemas terapéuticos asociados para tratar gastritis o úlceras con origen en esa bacteria.

2. Antieméticos

a) Antagonistas dopaminérgicos

Las drogas más utilizadas para el tratamiento del vómito son los bloqueantes de los receptores dopaminérgicos. Las más activas son la metoclopramida y la domperidona.

Metoclopramida: cuenta con todos los efectos característicos del bloqueo dopaminérgico. La metoclopramida, además de su acción bloqueante D_2 (efecto antiemético central), suma un importante efecto proquinético gastrointestinal, acelerando el vaciamiento gástrico. Este efecto está relacionado a una acción agonista sobre receptores serotoninérgicos del subtipo 5-HT_4, Las dosis mayores a las habituales produce efectos extrapiramidales e hiperprolactinemia. Se utiliza en dosis orales de 5 a 20 mg, 3 a 4 veces al día. Hasta el advenimiento del cisapride era el antiemético más utilizado.

La domperidona presenta menores efectos extrapiramidales que la metoclopramida, por atravesar muy poco la barrera hematoencefálica.

b) Antagonistas dopaminérgicos

Numerosos cuadros gastrointestinales presentan alteraciones de la hipomotilidad gástrica con enlentecimiento del vaciado gástrico. Estos cuadros cursan con náuseas, vómitos, disconfort postprandial, etcétera.

Proquinéticos: el desarrollo farmacológico ha introducido drogas con actividad sobre los receptores serotoninérgicos: el cisapride (agonista 5-HT_4) excelente gastroquinético que fue retirado en varias partes del mundo por provocar arritmias, pero que en nuestro país se utiliza con sus limitaciones y precauciones. El mosapride y el cinitrapide son otros gastroquinéticos lanzados recientemente sin describirse los problemas del cisapride.

3. Laxantes

Se denomina efecto laxante al aumento del número de deposiciones de materia fecal con reducción de su consistencia. Cuando la materia fecal se hace líquida, el efecto se llama purgante o catártico. La diferencia entre ambos efectos está relacionada a la dosis de los fármacos.

Se indican los laxantes para vaciar el colon antes de algunos de diagnóstico por imágenes o cirugías; para reducir la consistencia de las heces; algún post-operatorio (hemorroides); para la eliminación de parásitos luego de la acción de algunos antiparasitarios. En general, los laxantes no están indicados para el tratamiento de la constipación, ya que los laxantes no son drogas exentas de producir efectos adversos, pero a pesar de todo se suele ver muy habitualmente en la práctica diaria.

Tipo de laxantes

Por aumento del volumen de las heces: incrementan el volumen estimulando la motilidad colónica. Las fibras de la dieta como el salvado tienen un efecto parecido. Son el psyllium y la metilcelulosa.

Osmóticos: atraen agua y producen un aumento de volumen de las heces al crear un medio hiperosmótico. Son laxantes osmóticos las sales inorgánicas insolubles como el sulfato de sodio, el fosfato de sodio, sulfato de magnesio, hidróxido de magnesio, tartrato de sodio y de potasio. También integran este grupo, el sorbitol, la glicerina y la lactulosa.

Lactulosa: además de ser un laxante osmótico, disminuye la formación de amonio y aumenta su utilización por las bacterias intestinales. Por este motivo es uno de los tratamientos de las hiperamoniemias de la hipertensión portal crónica y de la encefalopatía hepática.

Lubricantes: lubrican las materias fecales, facilitando su deslizamiento. Son sustancias de naturaleza lipídica, siendo el más usando la vaselina líquida.

Derivados del difenilmetano: Integran este grupo la *fenoftaleina* y el *bisacodilo.* Aumentan la eliminación de agua y electrolitos por las heces.

Picosulfato de sodio: laxante que se activa luego de ser metabolizado por las bacterias colónicas. Se lo utiliza para limpiar el intestino previo a estudios radiológicos.

4. Antidiarreicos

Reducen la frecuencia de deposiciones en las diarreas. No se usan en diarreas bacterianas agudas y en la colitis ulcerosa crónica. Los más importantes son los absorbentes, y los opiáceos.

*Absorbentes: a*cumulan moléculas, como las toxinas en su superficie. Son el carbón activado, el caolín y la pectina. Este último se lo utiliza asociado al bismuto.

Loperamida: muy utilizado en la práctica médica. Disminuye la motilidad intestinal por un efecto directo sobre las terminales nerviosas y/o los ganglios intramurales de la pared intestinal.

5. Antiespasmódicos

Antagonistas de los receptores muscarínicos: Bloquean la acción del parasimpático a nivel intestinal. Son la butilescopolamina, el metilbromuro de homatropina y el propinoxato.

Indicaciones: Alivio sintomático de los trastornos gastrointestinales o genito-urinarios, caracterizados por espasmo del músculo liso. Dismenorrea.

Aparato Locomotor

Se denomina aparato locomotor al conjunto de órganos formados especialmente por huesos, músculos y articulaciones, inervado por las ramificaciones del sistema nervioso y vascularizado por la sangre que llega por medio del sistema vascular periférico.

Las extremidades o miembros son los apéndices del tronco, que ejecutan mediante movimientos grandes o pequeños, voluntarios o automáticos, la locomoción, la prensión, la aplicación de fuerzas y la expresión. La posición vertical bípeda en el hombre ha creado notables diferencias entre las extremidades superiores y las inferiores. La mano, gracias a la existencia de un pulgar opositor que hace posible las pinzas digitales, confiere a los miembros superiores la capacidad de prensión y facilidad para ejecutar movimientos delicados. Además, debido a la presencia de corpúsculos receptivos superficiales y profundos, se transforma en el principal receptor del sentido del tacto. Las extremidades inferiores mantienen la posición del pié y marcha, como consecuencia de un complejo mecanismo propioceptivo.

Inflamación

Las alteraciones que se producen a nivel del tronco y extremidades (cualquiera sea la causa) tienen un común denominador en tres elementos: traumatismo, tumefacción y dolor. El signo fundamental que abarca a la mayoría de las afecciones osteomusculares es la inflamación. Descripta desde la antigüedad, los síntomas cardinales fueron establecidos ya en la época romana: "rubor, calor y dolor". La impotencia funcional que produce acompaña a todo el proceso inflamatorio.

a) Definición

Es la reacción local, provocada por causas físicas, microorganismos o sustancias químicas irritantes, generada a partir del tejido conectivo y vascular, para localizar y destruir el agente patógeno o la noxa. La inflamación que es una reacción elemental y necesaria del organismo, muchas veces puede ser excesiva y producir un daño mayor, por lo que es imperioso en este caso, frenarlo, lo que se logra mediante las drogas antiinflamatorias.

b) Causas

- agentes irritantes: químicos, fenómenos físicos;
- agentes infecciosos: bacterias, virus, etcétera;
- procesos inflamatorios: a veces de origen autoinmune, como las enfermedades del colágeno y los procesos reumáticos.

c) Fisiopatología de la inflamación

Inicio: Comienza con la vasodilatación de arteriolas y capilares que dan origen al calor y al rubor. Luego sigue el aumento de la permeabilidad capilar, con exudación de componentes del plasma sanguíneo, que se acumulan en el foco inflamatorio. La lesión celular producida por la noxa, provoca la liberación de la histamina y serotonina, y la síntesis y liberación de prostaglandinas, todos elementos que producen la vasodilatación inicial. Se forma también ácido láctico, con descenso del pH. El factor XII de coagulación se activa por contacto con las lesiones celulares, y promueve la liberación péptidos con potente acción vasodilatadora y acrecentadora de la permeabilidad capilar.

Período de estado: en este período se acentúan el edema por exudación plasmática. Como consecuencia, la sangre capilar se concentra, los leucocitos se colocan sobre las paredes y las atraviesan para llegar al foco inflamatorio y cumplir su función fagocitoria. Se produce una cadena de reacciones que transforma el fibrinógeno en fibrina, obstruyéndose entonces los pequeños vasos y cerrandose sus poros. Esto impide la reabsorción del edema. Dicho edema inflamatorio es la causa de la tumefacción. El dolor de la inflamación se debe especialmente a las sustancias liberadas como ser: histamina, serotonina, bradiquinina. Es frecuente la aparición de aumento de número de glóbulos blancos en la sangre, hecho que se debe a la formación en el foco de leucocitina, que estimula la formación de glóbulos blancos en la médula ósea.

d) Inflamación crónica

En los procesos inflamatorios prolongados como la tuberculosis o la sífilis (formación de granuloma), no existe hiperemia, ni hipertemia, ni dolor local y hay poco edema.

e) Curación o restitución

Se logra al desaparecer la causa de la inflamación. En este proceso interviene la lisis de la fibrina, aumentándose de esta forma la permeabilidad vascular que había sido reducida, lo que posibilita la reabsorción del exudado. La curación puede realizarse con restitución total, o bien con cicatrización epitelial o regeneración incompleta si ha habido muerte tisular.

f) Mediadores químicos de la inflamación

La histamina, serotonina, lisinas o prostaglandinas intervienen de diversas maneras en el proceso inflamatorio. De todas estas, se acepta que las prostaglandinas son las que han tenido mayor evolución y desarrollo farmacológico, esto ha permitido entender y crear nuevas drogas antiinflamatorias en los últimos años. Se sabe que actúan especialmente en la generación de dolor, en la fiebre y en la vasodilatación.

Patología osteoarticular

Síndromes dolorosos: predomina exclusivamente el dolor.

Del miembro superior: se producen por trastornos del plexo braquial, y el dolor se ubica en la parte inferior del hombro hasta la mano.

De miembros inferiores: ciatalgia, donde el dolor se localiza en el trayecto del nervio ciático (área posterior de glúteos y muslo, región posteroexterna del pié). Dolor por compresión nerviosa o por fractura. Podagra (dolor en la articulación metatarso-falángica del dedo gordo por gota).

De las articulaciones: el dolor puede ser por *monoartralgia* (una sola articulación) o por *poliartralgia* (varias articulaciones).Obedecen a varias causas: artrosis, compresión traumática, tumores, infecciones, espasmo muscular periartricular, etc.

Traumáticas: se producen por traumatismos.

Por tumefacción: se localizan preferentemente en los miembros inferiores, en su parte distal. Pueden ser: flemones, panadizos, celulitis, flebitis, o no inflamatorias: juanetes, várices o linfadenitis.

Huesos

Osteoporosis: reducción progresiva de la calcificación ósea normal, especialmente en la postmenopausia, producida por la alteración del balance entre los osteoblastos y osteoclastos del hueso. Es la enfermedad ósea más difundida de la actualidad, afecta a millones de personas en todo el mundo.

También se describen otras patologías: osteomalacia, osteosclerosis, procesos tumorales e infecciosos, osteodistrofias fibrosas.

Colagenopatías

Son enfermedades que afectan al tejido conectivo de todo el organismo, dependiendo sus signos o síntomas, según los órganos alterados. En este grupo se encuentran el lupus eritematoso sistémico, la poliarteritis nodosa, la esclerodermia y la dermatomiositis.

Enfermedades reumáticas

Son aquellas que afectan el sistema locomotor, cursando con dolor, disfunción y alteraciones anatómicas sobre el tejido conectivo.

Clasificación

Se dividen en articulares y extraarticulaciones según su localización. Además según su patogenia se les agrupa en: de origen inflamatorio, metabólico o degenerativo.

Enfermedades reumáticas inflamatorias

a) La fiebre reumática o reumatismo poliarticular agudo es el paradigma de los reumatismos inflamatorios agudos. Es una enfermedad infecciosa que afecta las articulaciones, y luego las válvulas cardíacas. Comienza con una angina de origen estreptocóccica, luego de tres semanas se produce la formación de un complejo antígeno-anticuerpo entre sustancias originadas en el estreptococo y los anticuerpos, que a nivel de los tejidos mesenquimáticos da lugar a la reacción reumática de hipersensibilidad que causa las lesiones.

Luego del ataque agudo se producen, varios años después lesiones cardíacas. Comienza en la infancia o en la adolescencia, y tiene recidivas en los años posteriores. A nivel articular produce poliartritis migratriz. Comienza en una articulación luego pasan a otras y así sucesivamente. A nivel cardíaco lesiones valvulares, y nódulos subcutáneos y lesiones extematosas en piel.

b) En este grupo se encuentran también las artritis, de origen infeccioso o inflamatorio.

c) La artritis reumatoidea es el reumatismo inflamatorio crónico más importante. También llamada poliartritis crónica progresiva, afecta varias articulaciones en forma simétrica, con lesiones que llevan a la deformación y anquilosis articular. Afecta en general a las mujeres, y las lesiones comienzan en los dedos y muñecas, y se extienden luego a todas las articulaciones del organismo.

d) Enfermedades reumáticas metabólicas: la gota, su mayor exponente, es una enfermedad metabólica con predisposición hereditaria que afecta a las purinas, elementos del metabolismo proteico. Se caracteriza por el aumento del ácido úrico en sangre y su precipitación en los tejidos. Produce una inflamación de las articulaciones, siendo la más característica la llamada podagra, o sea la inflamación aguda del dedo gordo del pié.

e) Enfermedades reumáticas degenerativas: aquí ubicamos a la artrosis u osteoartritis. Son procesos degenerativos lentos y crónicos. Toman una o varias articulaciones. Generalmente aparecen en personas de más de 50 años, que presentan lesiones del cartílago articular con hipertrofia ósea, que producen dolor y limitación de los movimientos especialmente en rodillas, caderas, manos y columna.

f) Enfermedades reumáticas extraarticulares: los más frecuentes son:

- *Tenosinovitis*: es la inflamación de tendones y vainas, localizado sobre todo en las manos.
- *Burstis*: es la inflamación de las bolsas que rodean las articulaciones, generalmente por traumatismos repetidos. Se ubican generalmente en la región prerotuliana (rodilla).
- *Mialgias*: dolor muscular agudo de carácter localizado.
- *Fibromialgias*: dolor y rigidez en cuello, zona lumbar, cintura encapsular y pared torácica. Presenta una hipersensibilidad localizada y en ocasiones se palpan nódulos, que corresponderían a áreas de hipertonía muscular.

g) Lesiones de origen traumático

- *Esguince*: es la brusca torcedura de una articulación, sin luxación. Puede provocar la ruptura de algún ligamento o fibras musculares cercanas. Cursa con dolor, flogosis e impotencia funcional. Las más frecuentemente afectadas son la rodilla y el tobillo.
- *Luxación*: dislocación permanente de los extremos óseos de una articulación.
- *Distensión*: es un estiramiento violento de los ligamientos de una articulación provocado por un movimiento de rotación o flexión brusco.
- *Desgarro muscular*: es la ruptura de las fibras musculares producida por traumatismo o estiramiento.

Farmacología

Eicosonoides

Son derivados de ácidos grasos esenciales. Los principales eicosonoides son las prostaglandinas, la prostaciclina, el tromboxeno A_2 y los leucotrienos. El precursor más abundante de los eicosonoides es el ácido araquidónico que se origina de la dieta. Se incorpora en los fosfolípidos de membrana, y diversos estímulos (químicos, físicos y hormonales) promueven su liberación. El ácido araquidónico se biotransforma por acción de las enzimas ciclooxigenasas o lipoxigenasa.

Inhibidores de las biosíntesis de eicosonoides

Inhibición de la fosfolipasa A_2: los glucocorticoides se distinguen por inducir la síntesis de una proteína, lipocortina, que inhibe a esta enzima.

Inhibición de la ciclooxigenasa: la aspirina y los antiinflamatorios no esteroides inhiben a esta enzima, siendo este el mecanismo más importante para explicar sus efectos antiinflamatorios y otros sobre distintos tejidos. La inhibición de la ciclooxigenasa favorece la metabolización del ácido araquidónico por la vía de la lipoxigenasa.

Antiinflamatorios no esteroides (AINEs)

Son analgésicos-antiinflamatorios no esteroides.

Dentro de este grupo se encuentran las siguientes drogas que configuran los AINEs tradicionales:

1. Acido acetilsalicílico (Aspirina)
2. Ibuprofeno
3. Dexibuprofeno
4. Naproxeno
5. Paracetamol
6. Diclofenac
7. Indometacina
8. Piroxicam
9. Meloxicam
10. Lisina, clonixinato

De todos ellos, el paracetamol es el que brinda buena analgesia pero con escaso efecto antiiflamatorio. Por otra parte, es el único que por no ser gastrolesivo, puede ser usado en pacientes con antecedentes de úlcera o gastritis, y en pacientes anticoagulados.

Del resto de los nombrados se destacan el ibuprofeno y el diclofenac, ampliamente utilizados y con menor acción gastrolesiva, comparado con otros AINEs como el piroxicam y el naproxeno.

Inhibidores de la Cox-2: cien años después de la introducción de la aspirina como la primera droga antiinflamatoria efectiva, los problemas de tolerancia todavía acosaban a esta clase de drogas, en particular la toxicidad gastrointestinal.

A pesar de ello, los AINEs se hallan entre las drogas más ampliamente utilizadas y prescriptas en el mundo entero. Los inhibidores específicos de la COX-2, el primero de los cuales fue el meloxican, ofrecen una verdadera esperanza como AINEs más seguros.

Existencia de diferentes isoformas de la COX: las prostaglandinas, de las cuales la más extensamente estudiada es el de la PGE_2, desempeñan asimismo una función importante en la inmunomodulación de la inflamación.

En 1990, se describieron la inducción y la supresión de la función de COX en monocitos humanos, sugiriendo la existencia de dos isoformas separadas. La estructura genética de la COX-2 inducible fue descubierta en 1992.

La COX-2 parecería desempeñar la función de productora de prostaglandinas inflamatorias comprometidas en la modulación de la respuesta inflamatoria aguda, mientras que la COX -1 constitutiva produciría prostaglandinas fisiológicas importantes para, proteger la mucosa gástrica y mantener el flujo sanguíneo renal.

Inhibidores de la COX-2

Se demostró entonces que un inhibidor específico de la COX-2 podría tener potencial como antiinflamatorio con relativamente pocos efectos colaterales gástricos. En síntesis, los AINEs tradicionales actúan inhibiendo tanto la COX-1 como la COX-2. Los nuevos AINEs como meloxicam y etoricoxib producen una inhibición específica de la COX-2, sin tener efecto alguno sobre la COX-1.

Esquema de la inhibición específica sobre la ciclooxigenasa-2 (COX-2), donde se observan las diferencias entre los antiiflamatorios

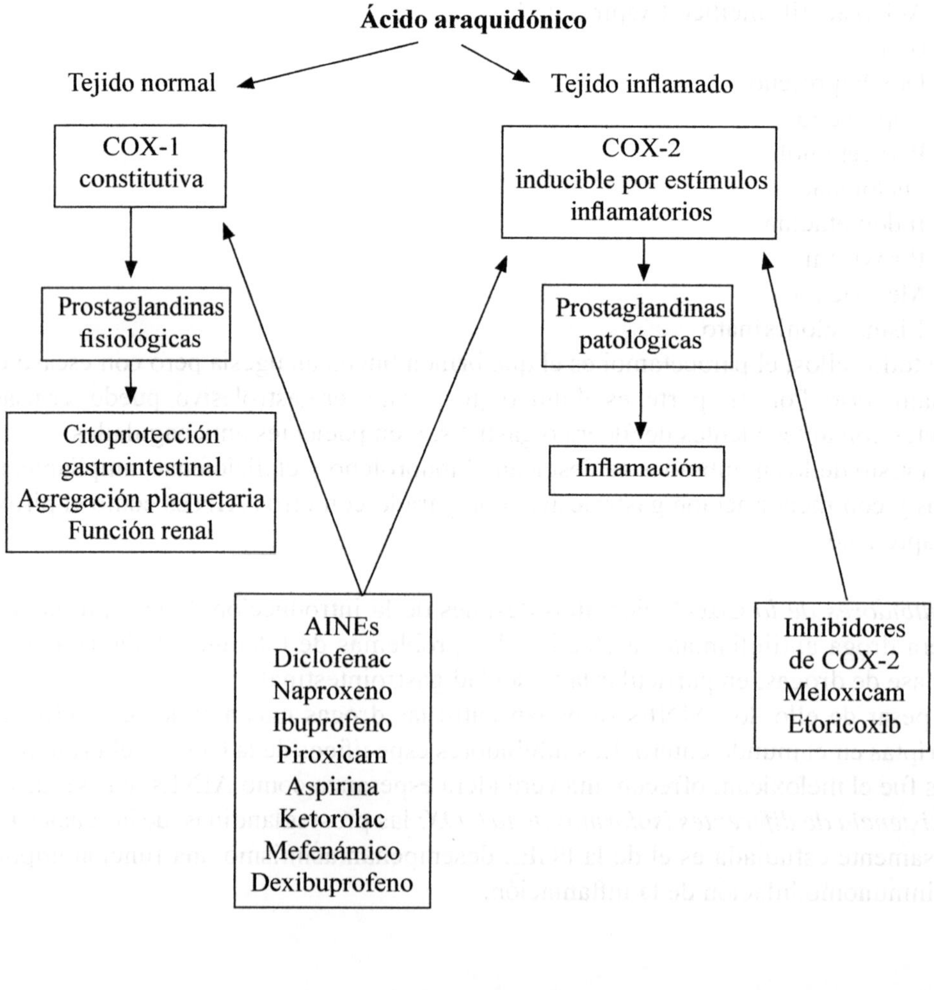

Indicaciones
Meloxicam y etoricoxib están indicados para el tratamiento agudo y crónico de la osteoartritis, el alivio del dolor agudo, el tratamiento de la dismenorrea primaria, y el alivio de los signos de artritis reumatoidea.

Fórmulas
Meloxicam: comprimidos de 7,5 y 15 mg.
Etoricoxib: comprimidos con 60, 90 y 120 mg.

Posología: en ambos casos un comprimido por día.

Precauciones: no se deben utilizar más del tiempo necesario. El riego de infarto agudo de miocardio o cerebrovascular podrían aumentar luego de un tratamiento prolongado.

Glucocorticoides

Los corticosteroides son un grupo de sustancias con propiedades hormonales que derivan de la hidrocortisona (cortisol). Como tales, desarrollan una serie de efectos fisiológicos, pero también son capaces de producir los siguientes efectos farmacológicos:

Antiinflamatorio: Se trata de un efecto multifactorial e implica tanto a los pequeños vasos (en especial a su permeabilidad) como a los elementos celulares que intervienen en el proceso antiinflamatorio. Su acción es más potente que la de los antiinflamatorios no esteroideos (AINEs).

Inmunosupresor: Este efecto deriva de la capacidad de los corticosteroides para reducir la migración de los neutrófilos desde la sangre hacia los tejidos, en parte debido a la reducción de la permeabilidad vascular, así como de la reducción del número y de la activación de linfocitos T, y la alteración de la producción de citocinas e interleukinas.

Acción Terapéutica: los corticoides están indicados para proveer alivio sintomático del prurito y/o la inflamación asociada con alteraciones agudas y crónicas. Además se usan para el tratamiento de patologías alérgicas, colagenopatías, asma severo, shock anafiláctico, distress respiratorio, y evitar el rechazo en transplantes de órganos.

Se describen los siguientes corticoides utilizados por vía sistémica, ya sea oral o inyectable según el caso

1. Dexametasona
2. Prednisona
3 .Prednisolona
4. Betametasona
5. Deflazacort
6. Hidrocortisona

Preparaciones tópicas: las diferencias entre los corticoesteroides que se encuentran en las preparaciones tópicas, varían en cuanto a su potencia, a su indicación y a la duración de los tratamientos.

Los corticoides de alta potencia son requeridos en zonas de piel más gruesa como la palma de la mano, muslos etc. En área de piel fina como la facial, ojos y zonas de intertrigo, los corticoides de baja potencia son los preferidos.

Drogas para el tratamiento de la gota

Colchicina: Es un alcaloide utilizado para tratar la gota aguda y la recurrencia de la crisis. *Indicaciones:* asociado al allopurinol y drogas urocosúricas puede usarse como profilaxis.

Allopurinol: Inhibe la xantino-oxidasa, así se reduce el paso de hipoxantina a xantina que luego se transformaría en ácido úrico. No interrumpe la síntesis de purina sino los pasos previos a la formación de ácido úrico. Se indica en la profilaxis de la gota, en cálculos renales de calcio y ácido úrico, en la profilaxis de la hiperuricemia provocada por quimioterapia oncológica.

Aparato Urinario

Conceptos anatómicos e histológicos

El aparato urinario es un conjunto de órganos especializados por los que circula la orina. Se compone de dos partes:

a) el riñón que es el órgano elaborador de la orina;
b) el sistema de conductos excretores, que recoge ese líquido y lo expulsa al exterior. Este sistema excretor se divide en cuatro partes: la pelvis renal, el ureter, la vejiga y la uretra.

Anatomía

a) Riñón

Los riñones, son órganos retroperitoneales ubicados a la altura de las dos últimas costillas, en número de dos, alcanzando el polo inferior el borde inferior de la tercera vértebra lumbar. El derecho está más abajo que el izquierdo.

El tamaño renal es el siguiente: 12 cm de largo por 7 u 8 cm de ancho y 5 cm de espesor. Su sostén son los vasos renales, que los sujetan a la aorta y vena cava ayudados en su función por el peritoneo parietal y especialmente por tractos fibrosos o ligamentos suspensorios y por la presión intraabdominal.

El riñón tiene la forma de una habichuela con un borde externo convexo, un borde interno con concavidad y un hilio, por donde penetran los vasos (venas y arterias) y los nervios, y por donde salen los uréteres.

b) Pelvis renal

Es el lugar donde se colecta la orina que luego es canalizada al uréter. Está ubicada por detrás de los vasos renales y tiene forma de embudo.

c) Uréteres

Son conductos que se extienden desde la pelvis renal hasta la vejiga, recorren sucesivamente la cavidad abdominal, la pelvis y la pared vesical. Sus dimensiones son: 26 a 30 cm de longitud.

d) Vejiga urinaria

Se encuentra ubicada en el adulto en la pelvis menor, debajo del peritoneo y detrás del pubis. En su fondo desembocan los dos uréteres y parte de la uretra. La vejiga adquiere forma esférica cuando se produce la micción (contracción de su musculatura para el vaciamiento). Cuando su contenido es de unos 350 ml de orina, se origina la sensación de necesidad de micción; sin embargo voluntariamente puede retenerse unos 700 ml o más.

e) Uretra masculina

Es de 20 – 25 cm de longitud; con el pene flácido tiene forma de "S", se distinguen cuatro segmentos: parte intramural, parte prostática, parte membranosa y parte esponjosa terminando en el orificio externo de la uretra.

f) Uretra femenina

Tiene una longitud de 2,5 a 4 cm. La uretra comienza debajo del trígono vesical (orificio interno de la uretra) y termina en forma oval 2 a 3 cm detrás del glande del clítoris.

Histología

El riñón está formado por dos partes distintas: una externa, "la corteza", donde se encuentran ubicados los glomérulos renales y otra situada por dentro de la anterior, "la médula", constituida por las pirámides de Malpighi, que en el seno del riñón forman las papilas renales. El túbulo urinario consta de distintos segmentos que desde un punto de vista histológico y funcional podemos dividirlo en: segmento secretor y excretor.

1. Segmento Secretor

Interviene en la formación de la orina, recibe el nombre de "nefrón", y constituye la "unidad anatómica y funcional" del riñón, que incluye el corpúsculo de Malpighi, el túbulo contorneado proximal, el asa de Henle y el túbulo contorneado distal.

a) *Corpúsculo de Malpighi*

El corpúsculo de Malpighi está constituido por la cápsula de Bowman que es una membrana hialina, delgada, también llamada membranosa basal que sirve de soporte a un epitelio parietal que lo tapiza interiormente. En uno de los polos esta cápsula se invagina recubriendo al ovillo capilar, constituyendo la hoja visceral de la cápsula de Bowman. La cápsula de Bowman presenta dos polos: uno vascular por donde penetra la arteriola aferente y sale la arteriola eferente, y otro polo urinario donde la cápsula se continúa con el primer segmento del túbulo urinífero o túbulo contorneado proximal.

La otra parte constitutiva del corpúsculo de Malpighi está formado por un ovillo apelotonado de asas capilares, cuyo endotelio fenestrado muy delgado está perforado por gran cantidad de poros de 0,1 μm de diámetro. Estas asas capilares nacen de la arteriola aferente, y cerca de su entrada al glomérulo da lugar por intermedio de las células musculares lisas de su pared, llamada células yuxtaglomerulares a una estructura, el complejo yuxtaglomerular formado por dichas células y la mácula densa. Estas células yuxtaglomerulares están relacionadas con la producción de renina con acción sobre la presión arterial.

b) *Túbulo contorneado proximal*
Es la porción adyacente al corpúsculo de Malpighi; se halla ubicado exclusivamente en la zona cortical arrollándose alrededor del glomérulo para luego adelgazarse y dirigirse hacia la zona medular.

c) *Asa de Henle*
Es la porción del túbulo urinífero que continúa luego del túbulo contorneado proximal y que se caracteriza por tener una forma de U. Se divide en varios segmentos o ramas: rama descendente delgada, rama ascendente gruesa.

c) Túbulo contorneado distal
Se inicia inmediatamente después de la mácula densa a la que forma, siendo continuación directa de la porción ascendente del asa de Henle, envolviendo el corpúsculo renal.

2. Segmento excretor

Se inicia en el túbulo colector que desciende en forma rectilínea por la pirámide de Ferien y penetra en la pirámide de Malpighi. Luego se continúa con el uréter que desemboca en la vejiga urinaria.

Fisiología renal

La orina elaborada en los riñones a partir de la sangre, se elimina junto con el agua los productos metabólicos de desecho, nocivos del organismo y también sustancias útiles que están en exceso. De esta manera se logra regular el medio interno de los tejidos, la concentración de hidrogeniones y el equilibrio hidrosalino. Entre las sustancias inútiles se puede mencionar la creatinina que es eliminada cualquiera sea la concentración sanguínea en que se encuentre, la urea, procedente del metabolismo proteico, que mantiene la isotonía de los líquidos orgánicos.

Las sustancias útiles como la glucosa, el cloruro de sodio, el agua presentan un "umbral definido", es decir que solo alcanzando determinadas proporciones sanguíneas pasan a la orina. La glucosa en sangre (glucemia) mayor a 1,80 gr. produce que se detecte su presencia en la orina (glucosuria).

Podemos sintetizar la función del riñón en las siguientes acciones:
1°) eliminación de los residuos del metabolismo proteico (urea, creatinina, ácido úrico, aminoácidos, etcétera);
2°) eliminación de agua y sales;
3°) eliminación de ácidos bases y formación de amoníaco (regulando el equilibrio ácido-base de la sangre);
4°) función antitóxica (eliminación de elementos del metabolismo intermedio).

Se puede vivir con un solo un riñón sin mayor trastorno para el organismo, esto se aprecia cuando un dador vivo dona un riñón para transplantárselo a un familiar directo.

Mecanismo de la función renal

Los riñones elaboran orina a partir de la sangre que les llega en un volumen de 1.200 ml por minuto. El glomérulo es un filtro semipermeable por el que pasan desde los capilares a la cápsula de Bowman, a través de un proceso de ultrafiltración, un líquido cuya composición es igual a la del plasma sanguíneo sin las proteínas.

Este filtrado a nivel de los túbulos renales, es sometido a procesos de "reabsorción" de sustancias en forma selectiva y diferencial. De los 700 ml de plasma que pasan por los riñones en la unidad de tiempo solamente el 20%, es decir 120-130 ml, son ultrafiltrados o depurados en el minuto, o sea 180 litros en las 24 horas que constituyen el volumen de filtrado glomerular; como el volumen de la orina en ese lapso es de alrededor de 1,5 litros, quiere decir que la reabsorción tubular de agua es de 178,5 litros, o sea 99% de lo filtrado por el glomérulo.

Síntomas y signos urinarios

Trastornos de la micción

Disuria: micción dolorosa o difícil

Polaquiuria: aumento de la frecuencia de las micciones anteriores

Incontinencia: o enuresis, se observa generalmente en el niño

Alteraciones del volumen de orina

Poliuria: aumento por encima de 2.000 ml en 24 hs

Oliguria: disminución por debajo de 400 ml en 24 hs.

Anuria: no eliminación de orina.

Nicturia: orinar de noche

Alteraciones de la composición de la orina

Albuminuria: o proteinuria; normalmente existen sólo vestigios.

Hematuria: es la presencia de glóbulos rojos en cantidades anormales. Puede ser macroscópica (visible) o microscópica .

Piuria: es la presencia de pus en la orina.

Cilinduria: los cilindros urinarios se forman en la rama ascendente del túbulo distal; son producidos por la coagulación de las proteínas urinarias, diversos elementos (glóbulos rojos, blancos, células epiteliales).

Pigmentos anormales

Hemoglobinuria: hemoglobina en la orina.

Mioglobinuria: mioglobina en orina.

Bilirrubina y Urobilinuria: bilirrubina y urobilinógeno, respectivamente, en la orina.

Dolor

La lumbalgia se debe a la distensión o alteración de la cápsula del riñón o de las cavidades pielocaliciales, o a la irritación de nervios que transcurren por la cara posterior del riñón.

Si el dolor se origina en el uréter, por lo común se debe a obstrucciones que provocan espasmos y contracciones peristálticas intensas, por cálculos, coágulos, vesículas hidatídicas o restos tumorales.

El dolor originado en la vejiga suele ser un dolor continuo hipogástrico, con sensación de malestar, exagerado antes de la micción y durante ella, produce disuria, polaquiuria, pujos y tenesmo vesical.

Patología urinaria

Uremia: trastorno clínico asociado a la insuficiencia renal aguda o crónica por retención en la sangre de productos urinarios nitrogenados de desecho.

Insuficiencia renal aguda: consiste en una oliguria o anuria producida por cesación brusca de la función renal, que trae como consecuencia la retención de las sustancias eliminadas normalmente.

Insuficiencia renal crónica: es una declinación lenta y progresiva de la función renal que puede llevar al paciente a requerir hemodiálisis, diálisis peritoneal o transplante renal.

Nefropatías

1. *Glomerulonefritis*
   a) Glomerulonefritis: es un proceso degenerativo o inflamatorio que afecta los túbulos renales y principalmente los glomérulos, sobre todo en su membrana basal.
   b) Nefroesclerosis: proceso vascular de esclerosis arteriolar que aparece en el transcurso de la hipertensión arterial.
2. *Pielonefritis:* puede ser aguda o crónica. La aguda es la infección piógena aguda, frecuentemente bilateral del riñón. La crónica se caracteriza por acúmulos intersticiales de linfocitos y células plasmáticas, túbulos dilatados llenos de cilindros coloidales alteraciones isquémicas y fibrosis periglomerular.
3. *Infección urinaria:* es el proceso patológico más común del aparato urinario. Los microorganismos penetran en el sistema genitourinario por vía ascendente a partir de la zona rectal, por difusión hematógena o linfógena, o con mayor frecuencia, del tracto urinario. Presenta dolor localizado, polaquiuria, la sensación de ardor, escalofríos y fiebre. Afecta especialmente a la mujer en proporción de tres a uno con respecto al hombre. La bacterias más comunes son *Escherichia coli, Proteus, Klebsiella.*
4. *Uropatías:* la obstrucción del flujo de la orina puede producirse en cualquier punto. Sus consecuencias son un aumento de la presión intraluminal, éstasis urinaria e infección y, finalmente, insuficiencia renal.
   Se describen:
   a) hidronefrosis: que es la dilatación de la pelvis renal;
   b) obstrucción ureteral;
   c) hipertrofia prostática benigna: causa grados variables de obstrucción de la salida de la vejiga;
   d) obstrucción uretral.
5. *Trastornos neurogénicos*: Vejiga neurogénica: disfunción de la vejiga por daño meduloespinal.
6. *Cálculos urinarios:* pueden encontrarse en cualquier parte del interior del tracto urinario.

7. *Enfermedad poliquística del riñón*: es un trastorno hereditario con degeneración del parénquima renal y formación de quistes múltiples.
8. *Tumores:* constituyen un segmento principal de los procesos malignos. La tríada sintomática clásica es dolor, tumor y hematuria.
9. *Edemas:* es la acumulación de líquido anormal en los espacios intercelulares. Existen tres tipos fundamentales de edema, a saber: nefrótico, nefrítico y cardíaco.

Farmacología

Diuréticos

Diurético es aquella sustancia que promueve un incremento en la excreción urinaria de sal y agua:

- por acción directa sobre el riñón, son los verdaderos fármacos diuréticos que actuando sobre algún o algunos sectores del nefrón inhiben la absorción de solutos y agua, aumentando el volumen urinario;
- por acción indirecta, aumentando el flujo sanguíneo renal y la velocidad de filtración glomerular o expandiendo el volumen plasmático. Son un grupo de drogas como los digitálicos (aumentan el volumen minuto en pacientes con insuficiencia cardíaca), la dopamina (aumenta el volumen minuto y produce vasodilatación arterial renal), la albúmina y los expansores del volumen plasmático.

Clasificación

- *Diuréticos de gran eficacia o de asa.*

Son los más natriuréticos y disminuyen el clearance y la reabsorción de agua libre, por lo que actúan fundamentalmente sobre la rama ascendente gruesa del asa de Henle en toda su extensión, de ahí su otra denominación como diuréticos "de asa". El principal es la furosemida.

Estos diuréticos son los más potentes e inducen una diuresis que excede en ciertos casos los 4 litros en 24 horas, con una pérdida muy elevada de Na^+, Cl^- y K^+.

- *Diuréticos de mediana eficacia*

Son diuréticos, considerablemente menos potentes y eficaces que los diuréticos de asa y son capaces de inducir una diuresis de 1 a 2 litros en 24 horas, con una pérdida de Na^+, Cl^- y K^+ menos importantes. Dentro de este grupo se encuentran los diuréticos tiazídicos (hidroclorotiazida).

- *Diuréticos ahorradores de potasio*

Este grupo de diuréticos produce una pequeña pérdida de agua, Na^+ y Cl^-, pero reduce en forma significativa la excreción renal del K^+. A este grupo pertenecen los antagonistas competitivos (espironolactona) y funcionales (amilorida, triamtireno) de la aldosterona.

Este grupo se utiliza asociado con otra clase de diuréticos, lo que de este modo produciría una pérdida de agua, Na^+ y Cl^-, pero con conservación del K^+. La pérdida de potasio es de gran importancia, en relación a las peligrosas anormalidades del ritmo cardíaco que se asocian a la hipokalemia.

Aparato Genital

El aparato genital presenta tres segmentos:

a) órganos copuladores;

b) conductos excretores por los que fluyen las gametas;

c) glándulas genitales con capacidad de producir gametas;

Debido a las diferencias existentes entre el hombre y la mujer, la descripción del aparato genital masculino y el aparato genital femenino se presentará por separado.

Las gónadas, comunes a ambos aparatos masculino y femenino, son los órganos encargados de la reproducción y perpetuación de la especie.

Es por eso que las gónadas femeninas y masculinas, producen los óvulos y espermatozoides. Las hormonas sexuales, especialmente estrógenos en la mujer y testosterona en el hombre, influyen en el desarrollo sexual, determinando los caracteres sexuales secundarios, el ciclo sexual y el embarazo.

Sistema reproductor masculino

Consiste en dos testículos, los elementos conductores que parten de ellos, las glándulas accesorias, y el órgano erógeno llamado pene.

Testículos

Son órganos de forma ovoide, que se encuentran contenidas en el escroto. Producen testosterona y espermatozoides, las células sexuales masculinas.

La túcnica albugínea compone la cápsula de tejido conjuntivo fibroso compacto que sostiene los testículos. Dentro de unos compartimientos llamados septos, se hayan además unos túbulos seminíferos microscópicos que transforman las espermatogonias en espermatozoides.

Las células de Leydig se encuentran en el tejido laxo que rodean los túbulos seminíferos, y son las encargadas de la producción de testosterona.

Además de esas células, el epitelio tubular contiene las células de Sartoli, que sirven como soporte. Los espermatozoides se componen de una cabeza compacta, un cuello pequeño y una cola larga.

Espermatogénesis

Durante la infancia, los túbulos seminíferos permanecen inactivos y los tipos celulares que predominan son las espermatogonias y las células de Sartoli. En la pubertad, cuando se alcanza la madurez sexual se producen transformaciones de espermatogonias, en espermatocitos primarios, secundarios, espermátides y finalmente espermatozoides. Estos procesos son estimulados por la FSH (hormona foliculo estimulante) y la testosterona. La división que experimentan las células sexuales se denomina meiosis. Mientras un espermatocito primario contiene 46 cromosomas, un espermatocito secundario posee tan solo 23.

Conductos

Al abandonar los testículos, los espermatozoides atraviesan sucesivamente el epidídimo, el conducto deferente, el conducto eyaculador y la uretra, todos pares, a excepción de la uretra.

Epidídimo: es un túbulo largo localizado en el escroto y pegado a los testículos. El epidídimo sirve como paso para los espermatozoides que van al exterior.

Conducto deferente: es un tubo que se extiende desde el escroto hasta la cavidad pélvica. Parte de la cola del epidídimo, atraviesa la pared abdominal y alcanza la pared pélvica. Luego se le unen las vesículas seminales, y a continuación desemboca en el conducto eyaculador.

Conducto eyaculador: está formado por la unión del conducto deferente y el conducto procedente de la vesícula seminal. Cruza la glándula prostática y acaba vaciándose en la uretra.

Descenso de los testículos

Originariamente los testículos están localizados en la parte posterior del abdomen del feto. Al progresar el embarazo, los testículos bajan y suelen llegar al escroto antes del nacimiento. Para que la espermatogénesis tenga lugar de manera adecuada, los testículos deben estar fuera de la cavidad abdominal lo que les asegura una temperatura adecuadamente baja. Si no descienden, sus células se atrofian.

Glándulas accesorias: incluyen las vesículas seminales, la próstata y las glándulas bulbouretrales.

Vesículas seminales: son dos glándulas que se encuentran por detrás y debajo de la vejiga urinaria y se abren a los conductos eyaculadores.

Próstata

La glándula prostática es una estructura sólida que se encuentra debajo de la vejiga urinaria y alrededor de la porción inicial de la uretra. Se halla por delante del recto y se la puede palpar por vía rectal. Sus conductos excretorios se abren en la porción prostática de la uretra. En el hombre adulto, a partir de los 50 años, se produce habitualmente la hipertrofia prostática benigna, que si no es tratada, puede llevar progresivamente a la obstrucción uretral. Por otra parte el adenocarcinoma prostático es el tumor maligno más frecuente en mayores de 65 años.

Glándulas bulbouretrales: estas dos pequeñas glándulas situadas debajo de la próstata excretan sus productos de secreción al interior de la porción membranosa de la uretra.

Función de las glándulas accesorias: participan en la formación del *semen*. Junto con la secreción procedente de los testículos forman un líquido *viscoso* que sirven de vehículo a los espermatozoides. Además, las secreciones glandulares ayudan a establecer ciertas condiciones (pH alcalino) imprescindibles, para que los espermatozoides puedan desarrollar su actividad adecuadamente. Cada eyaculación de semen que se produce durante el orgasmo masculino, contiene entre 100 a 300 millones de espermatozoides.

Pene

Es el órgano erógeno masculino de copulación. Anatómicamente está compuesto por tres cilindros: dos cuerpos cavernosos y un cuerpo esponjoso más estrecho, rodeado por tejido conectivo y piel.

La uretra cruza toda la extensión del cuerpo esponjoso. El cuerpo esponjoso se engrosa de nuevo en su extremidad anterior para formar el glande. En el final del pene, la piel forma una cobertura sobre el glande, llamado prepucio. El prepucio puede ser eliminado al nacimiento con la circuncisión. Cada cuerpo cavernoso está constituido por cavernas sanguíneas, rodeadas por un sistema de trabéculas conjuntivas, denominada túnica albugínea. El cuerpo esponjoso también presenta estas cavernas sanguíneas. Cuando los espacios se llenan de sangre, el pene entra en erección.

Función: es el encargado de realizar la copulación y depositar los espermatozoides en la vagina de la mujer. Además elimina la orina mediante la uretra.

Acto sexual: se compone de la erección y la eyaculación. La primera posibilita la introducción del pene en la vagina y se produce por el llenado sanguíneo de los espacios cavernosos. Los estímulos parasimpáticos procedentes de los segmentos espinales, posibilitan el llenado sanguíneo de los espacios cavernosos produciendo la erección.

La eyaculación que se produce durante el orgasmo masculino, es la emisión del semen hacia el interior de la vagina, y por ende al aparato reproductor femenino.

La eyaculación es producida por la participación del sistema nervioso (reflejo), el cual al provocar la contracción de la musculatura lisa de las paredes de las glándulas, posibilita la expulsión del material de secreción. Luego de producida la eyaculación, el pene pierde su rigidez, a este período de flaccidez sigue un estado refractario durante el cual no resultan factibles ni la erección ni la eyaculación.

Este período de recuperación es corto en los jóvenes, y se va alargando en los varones de edad madura. Las emociones ejercen una poderosa influencia sobre las acciones reflejas, y se trasmiten desde el cerebro hasta la médula espinal. Cuando el estímulo es positivo, se produce la erección, las negativas pueden inhibirla. Se denomina impotencia a la incapacidad de producirse una erección, como respuesta a un estímulo adecuado. La disfunción eréctil (impotencia sexual masculina) es en un gran porcentaje de carácter funcional, pero existen enfermedades orgánicas como la diabetes, que pueden provocar daño a nivel vascular.

Farmacología del aparato genital masculino

Disfunción eréctil

Es la incapacidad persistente para lograr y mantener una erección suficiente y alcanzar un acto sexual satisfactorio. La disfunción eréctil es padecida por miles de hombres y está causada por factores orgánicos o psicológicos, y en general comenzaría sin causa predeterminada a partir de los 55-60 años de edad.

Tratamiento: hasta el advenimiento del sildenafil (Viagra en el mundo) se contaban con varios tratamientos no del todo probados para esta disfunción.

Entre ellas se agrupaban sustancias o vitaminas que se presentaban como bioactivadores masculinos: aspartato de L-arginina, vitamina E, yohimbina, polen, panax ginseng.

Sildenafil

Su introducción al mercado mundial cambió la historia de pacientes afectados de disfunción eréctil. Su lanzamiento posibilitó la vuelta a tener relaciones sexuales satisfactorias en los pacientes tratados. Al principio, se registraron algunos casos de trastornos cardíacos y/o muerte. Luego de lograrse una buena indicación terapéutica, un control de medicación antihipertensiva acompañante y un buen seguimiento, el sildenafil se ha convertido en uno de los medicamentos más recetados en el mundo.

Mecanismo de acción

Sildenafil produce la respuesta fisiológica que origina la erección del pene durante la excitación sexual. La respuesta del tejido eréctil del pene es mediada por el óxido nítrico (ON), liberado por acción de las neuronas y las células endoteliales durante el estímulo sexual. El ON activando la guanilato-ciclasa, estimula la síntesis del mensajero GMP cíclico, lo que resulta en la relajación del músculo liso de los cuerpos cavernosos, posibilitando una mayor afluencia de sangre a los mismos. El aumento del tamaño peneano alcanza su máximo, cuando por compresión se produce la oclusión del retorno venoso.

Sildenafil es un potente inhibidor selectivo de la fosfodiesterasa tipo 5 (PDE-5). La inhibición de la actividad de la PDE-5, impide la hidrólisis del GMP cíclico, y por lo tanto obtiene una mayor concentración intracelular de este mensajero y una más duradera erección.

Posología

La dosis usual recomendada es 50 mg por vía oral (aunque también hay comprimidos de 25 y 100 mg) administrada 1 hora antes del acto sexual. También hay comprimidos masticables que ya actúan a los 15 minutos. La máxima frecuencia de administración es de 1 vez por día.

Precauciones

No se debe medicar a pacientes que reciben nitratos u otras drogas formadoras de óxido nítrico (mononitrato y dinitrato de isosorbide, nitroglicerina, nitropusiato de sodio, nitrito de amilo, etc.) porque sus efectos hipotensores se potencian. Hay que recordar que sildenafil se expende en las farmacias de nuestro país, bajo la condición de “Venta bajo receta archivada”, para asegurar el estricto control médico de la prescripción.

El tadalafil en dosis de 5 mg, ha demostrado brindar un efecto terapéutico de hasta 36 hs. después de su toma.

Hipertrofia prostática benigna (HPB)

Es una condición en la cual nódulos benignos agrandan la glándula prostática.

Aunque dicho tejido es benigno, el crecimiento progresivo del tumor puede causar obstrucción significativa de la uretra e impedir el flujo normal de orina.

La incidencia de HPB aumenta a medida que avanza la edad y es tan común que se ha dicho que "todos los hombres tendrán hiperplasia prostática benigna si viven lo suficiente". La HPB está presente en el 70% de todos los hombres mayores de 50 años y en más del 95% de los hombres a los 80 años.

Síntomas

Dificultad urinaria (comienzo lento o demorado del flujo urinario), flujo de orina débil, nicturia (necesidad de orinar 2 ó 3 o más veces por noche), disuria (dolor al orinar) retención de orina.

Exámen clinico y estudios complementarios

El tacto rectal revela una prostata agrandada y firme. Se puede medir la velocidad urinaria (los hombres con HPB tienen una velocidad menor a los 15 ml por segundo). Prueba de sangre midiendo PSA (antígeno prostático específico) en pacientes mayores de 50 años o en aquellos que están en alto riesgo de cáncer de próstata. Ecografía de próstata por vía suprapúbica o transrectal

Tratamiento Farmacológico

- Bloqueadores Alfa 1: doxazosina, prazosina, tamsulosina y terazosina. Estos medicamentos se usan en el tratamiento de la HPB puesto que relajan los músculos del cuello de la vejiga, permitiendo una micción más fácil. Dos tercios de las personas tratadas con bloqueadores alfa 1 manifiestan una mejoría de los síntomas.
- Finasteride: Disminuye los niveles de hormona de la próstata, reduciendo así su tamaño. Se ha demostrado que esta droga aumenta el flujo de orina y disminuye los síntomas de la HPB y para que se produzca una mejoría significativa de los síntomas pueden ser necesarios hasta 6 meses de tratamiento. Entre los efectos secundarios potenciales relacionados con el uso de finasteride están la disminución del impulso sexual e impotencia.

Cirugía

La cirugía se aconseja generalmente en los casos de incontinencia, hematuria recurrente, retención urinaria e infecciones.

Sistema reproductor femenino

El sistema reproductor femenino está integrado con la vagina y los genitales externos, los dos ovarios, las dos trompas, el útero. Los ovarios son las glándulas sexuales primarias de la mujer, y producen tanto los óvulos como las hormonas.

La vagina es el órgano femenino de la copulación y del orgasmo; en su interior se depositan los espermatozoides masculinos. Luego los espermatozoides pasan al interior de la cavidad uterina, y desde allí se dirigen a la luz de la trompa de Falopio, donde en su tercio externo se sitúa la posible fecundación. El óvulo fertilizado progresa lentamente por la trompa, en dirección a la cavidad uterina.

A continuación se implanta en el fondo del útero, donde se desarrolla hasta que llega el momento del parto. Para que estas fases se sucedan felizmente, las diversas partes del sistema reproductor femenino involucradas en ellas han de estar óptimamente preparadas. Este estado de preparación óptima se consigue gracias a la acción hormonal correspondiente.

Aparato Genital Femenino

El Aparato Genital Femenino está situado en la extremidad caudal del tronco, y dividido en dos porciones:

a) Genitales Externos

Monte de Venus: se presenta como una pequeña eminencia, impar y mediana de forma triangular más o menos saliente recubierta de vello espeso.

Vulva: continúa hacia atrás del Monte de Venus y presenta una hendidura sagital y mediana. Comprende: Labios menores, labios mayores y clítoris.

Región Vestibular: continúa a los labios hasta el comienzo de la vagina.

Labios mayores: son dos repliegues alargados que comienzan en el monte de Venus y se dirigen hacia abajo y atrás. Sus caras laterales se cubren de vello después de la pubertad, y sus caras internas, lisas y húmedas, están muy en contacto una con otra, ocultando el resto de los genitales externos.

Labios menores: son dos pequeños repliegues cutáneos situados entre los labios mayores. Los labios menores son húmedos y lisos, y carecen de tejido graso. Por lo general se encuentran ocultos por los labios mayores. Por delante, cada labio se divide en dos partes, una externa y otra interna.

Clítoris: es el homólogo del pene masculino, pero, a diferencia de éste, no está atravesado por el conducto de la uretra. Es una estructura pequeña constituida fundamentalmente por tejido eréctil, capaz de hipertrofiarse cuando se llena de sangre, por estimulación sexual. La extremidad libre del clítoris recibe el nombre de glande, mientras que el resto del órgano constituye el cuerpo.

Vestíbulo vaginal: es el espacio situado entre los labios menores. La uretra y la vagina se abren en el interior de este espacio, el orificio uretral delante y el vaginal detrás. El orificio vaginal varía algo más, según la estructura del himen. Este es un repliegue de membrana mucosa que aparece en el orificio vaginal y puede formar un tabique parcial o completo en esta abertura. En ocasiones puede faltar de todo. El himen que forma un tabique completo en el orificio vaginal se denomina himen imperforado, y puede presentar o no pequeñas perforaciones. El himen se rompe casi siempre durante la copulación. Sin embargo, la copulación y la fecundación pueden ser factibles sin necesidad de romper el himen, el cual, en este caso, permanece intacto hasta que llega el momento del primer parto.

Las glándulas que se abren en el suelo vestibular son las glándulas vestibulares mayores (glándulas de Bartholin), las menores y las parauretrales. Estas glándulas humedecen las superficies que contienen sus aberturas.

b) Genitales Internos

Vagina: Es una cavidad virtual, orientada en la mujer de pie de abajo hacia arriba y de adelante hacia atrás. Constituye el órgano de cópula y última parte del denominado canal del parto. Desempeña además una importante función destinada a mantener la pureza de su propio contenido (la secreción vaginal), y así impedir el acceso a las vías genitales superiores de los gérmenes procedentes del exterior y la vulva.

Esta última función está a cargo del epitelio vaginal y de un probiótico específico, denominado bacilo de Döderlein o *Lactobacillus acidophilus* (huésped normal de la vagina), que protege la vagina.

La estructura histológica de la vagina es la siguiente:

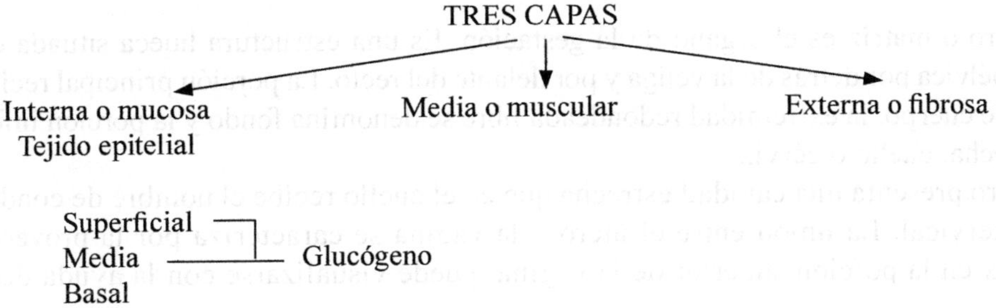

El tejido epitelial presenta cambios histológicos cíclicos asociados a la menstruación. No contiene glándulas por lo que la secreción vaginal es producto principalmente de electrolitos, proteínas, ácido láctico, bacilos vaginales y desprendimiento constante de células epiteliales.

El contenido vaginal normal es blanco, espeso, grumoso y se segrega en escasa cantidad. Tiene un pH normal ácido que oscila entre 4,0 y 4,6. El pH mide la acidez o alcalinidad de un medio y esto depende de la concentración de iones hidrógeno.

Se mide en una escala del 1 al 14 siendo 7 el pH neutro.Cuanto más cerca se está del 1, se está frente a pH ácido, en cambio cuando se acerca a 14, el pH es más alcalino. El pH normal de la sangre es de entre 7,35 y 7,45. La acidez es la que impide que los distintos gérmenes penetren en la vagina. Es por lo tanto un importante medio defensivo de las vías vaginales superiores.

Relacionando algunos elementos citados se establece en la vagina un fundamental equilibrio que podemos describir así:

Ecosistema vaginal

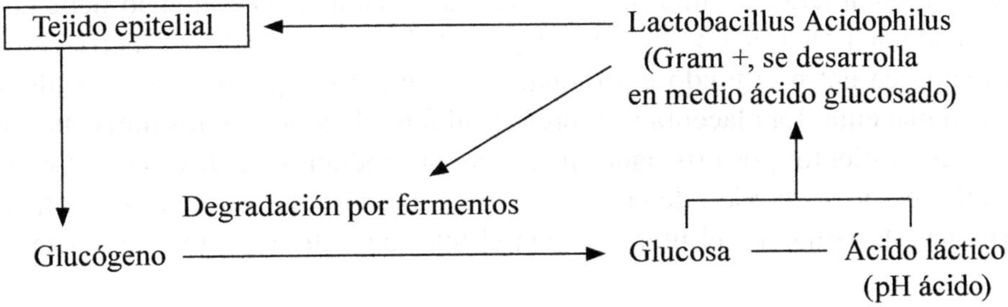

Trompas Uterinas (Trompas de Falopio)

Las trompas uterinas son dos conductos, uno derecho y otro izquierdo, que se extienden desde el útero hasta la pared lateral de la pelvis, giran a continuación hacia atrás y abajo terminan en el ovario. La extremidad lateral de la trompa se abre en la cavidad peritoneal mediante fimbrias

Estas fimbrias suelen estar en estrecho contacto con el ovario. Luego de la ovulación, el óvulo pasa al interior de la trompa uterina. Como la cavidad uterina comunica con el conducto vaginal y éste, a su vez, con el exterior, la cavidad peritoneal femenina no constituye una cavidad cerrada como en el caso del hombre.

La trompa uterina es el lugar donde suelen encontrarse el óvulo y el espermatozoide.

Útero

El útero o matriz es el órgano de la gestación. Es una estructura hueca situada en la cavidad pélvica por detrás de la vejiga y por delante del recto. La porción principal recibe el nombre de cuerpo; la extremidad redondeada libre se denomina fondo y la porción inferior más estrecha, cuello o cérvix.

El útero presenta una cavidad estrecha que en el cuello recibe el nombre de conducto o canal cervical. La unión entre el útero y la vagina se caracteriza por la proyección del cérvix en la porción superior de la vagina; puede visualizarse con la ayuda del espéculo.

Estructura

La pared uterina está constituida por tres capas:

1. una membrana mucosa interna denominada endometrio;
2. una gruesa capa media integrada por tejido conjuntivo y músculo liso, llamado miometrio;
3. una capa externa de tejido conjuntivo que está recubierto en parte por peritoneo.

El endometrio es extremadamente sensible a la acción de las hormonas ováricas, y en respuesta a los ciclos de actuación hormonal experimenta considerables cambios que se analizarán en el apartado sobre el ciclo uterino.

Función del útero

El óvulo fecundado comienza a desarrollarse y desciende al interior del útero. Aproximadamente 6 días después de la fecundación, el huevo se implanta en la pared uterina y se aloja en el endometrio, donde tendrá lugar su desarrollo posterior.

Para que la implantación acontezca de manera adecuada, el endometrio debe encontrarse en un estado de preparación óptima. Después de la invasión del endometrio, aparece una acción recíproca entre el tejido embrionario y el materno que da como resultado la formación de la placenta. La placenta proporciona al feto el oxígeno y los nutrientes necesarios para su crecimiento; por otro lado, intercambia productos de desecho del metabolismo fetal, tales como el dióxido de carbono y urea, a la circulación materna, y también elabora hormonas. Finalmente, el útero evacua el feto, durante el parto, completando el desarrollo.

Ciclo uterino o ciclo menstrual

La mucosa uterina no se encuentra siempre preparada para la recepción de las células embrionarias, sino que experimenta una serie de transformaciones periódicas que constituyen el ciclo uterino. En este ciclo existe un determinado período de tiempo en el que es posible la implantación. Si ello no ocurre, se pierde el estado de preparación y el endometrio se descama. Esta descamación endometrial constituye el flujo menstrual.

El momento en que aparece el primer ciclo uterino se designa con el nombre de menarca, generalmente se aparece en menores de doce años.

Los ciclos ováricos y uterinos continúan hasta que la mujer llega a los 58 a 52 años, momento en que se produce la última menstruación denominada menopausia.

El ciclo uterino puede dividirse en tres fases, comenzando con el primer día del flujo menstrual:

1) menstruación;
2) fase proliferativa o preovulatoria (catorce días)
3) fase secretoria o postovulatoria (catorce días)

Menstruación

El primer paso en la destrucción del epitelio tiene lugar cuando los vasos sanguíneos del endometrio se constriñen, estallan y desorganizan el tejido. Se desprenden placas de endometrio y se produce hemorragia procedente de los vasos sanguíneos rotos. Esta sangre no coagula y unos 35 ml se pierden en un período de tres a cinco días.

Ovarios

Los ovarios se sitúan muy cerca de la pared lateral de la cavidad pélvica, uno a cada lado. Presentan dos funciones principales: producen de hormonas y fabrican células sexuales femeninas u óvulos.

Cada ovario de la recién nacida contiene aproximadamente unos 400.000 folículos primarios. Cada folículo está constituido por una capa simple de células que rodea al futuro óvulo, el cual en esta fase recibe el nombre de ovocito primario.

La pubertad o estado de madurez sexual surge entre los diez y catorce años de edad. Los ovarios incrementan fuertemente la producción de estrógenos, mientras que la hipófisis comienza a secretar la hormona estimulante de los folículos (FSH) y la hormona luteinizante (LH).

Ciclo ovárico

La duración media es de unos veintiocho días, aunque puede variar en algunas mujeres.

Siempre un folículo que se desarrolla antes que los otros. Este folículo se dirige hacia la superficie del ovario y, al cumplirse el decimocuarto día del ciclo, su pared estalla y expulsa al interior de la cavidad peritoneal el oocito. La expulsión del oocito es la ovulación. Una vez que se ha liberado del oocito, el folículo se transforma en un órgano glandular denominado cuerpo lúteo (cuerpo amarillo), nombre debido al pigmento que aparece en sus células.

Si la fecundación del óvulo tiene lugar, el cuerpo amarillo actúa como una glándula hasta casi la terminación del embarazo. Si, por el contrario, el óvulo expulsado no es fecundado, el cuerpo amarillo degenera, siendo sustituidas sus células epiteliales por tejido fibroso blanco (colágeno), y poco a poco se convierte en una cicatriz blanca denominada corpus albicans (cuerpo blanco).

El ciclo ovárico ocurre en ambos ovarios de modo simultáneo, pero sólo uno de los libera oocito en cada ciclo.

Fecundación

El óvulo suele ser fecundado en la trompa uterina. Un solo espermatozoide penetra en su interior y, una vez que ha penetrado, la membrana ovular impide la entrada de otros espermatozoides. Normalmente, cada ovulación libera un solo óvulo, aunque en ocasiones se produce la rotura de dos folículos; si ambos óvulos liberados son fecundados, los recién nacidos son gemelos idénticos (proceden de un solo huevo o monoovulares).

El núcleo del óvulo se fusiona a continuación con el núcleo del espermatozoide, con lo que el zigoto o huevo fecundado vuelve a poseer un número normal de cromosomas, o sea cuarenta y seis.

Los anticonceptivos orales contienen estrógenos, progestágenos o ambos. En cantidades adecuadas, estas hormonas inhiben la producción de LH. A consecuencia de ello, los niveles de LH descienden y la ovulación no puede llevarse a cabo. Así pues, la acción de los anticonceptivos orales consiste en suprimir la ovulación.

Glándulas Mamarias

Cada mama se compone aproximadamente de quince a veinte lóbulos, es decir, de grupos de células secretoras unidos a un conducto excretor principal. En la superficie los conductos se abren en el pezón. Este, a su vez, aparece rodeado por un anillo cutáneo muy pigmentado denominado areola.

Entre los elementos epiteliales de la glándula se encuentra tejido conjuntivo y una gran cantidad de tejido adiposo.

Hormonas del aparato genital femenino y masculino

Los ovarios y los testículos además de producir gametas segregan hormonas (principalmente estrógenos y andrógenos respectivamente). La secreción de estrógenos (principalmente estradiol) y andrógenos (principalmente testosterona) requiere gonadotrofinas (LH y FSH) que son hormonas liberadas de la hipofisis anterior. La liberación de LH y FSH es a su vez controlada por el hipotálamo, el cual libera pulsos de la hormona liberadora de gonadotrofina (GnRH).

En los testículos los espermatozoides se producen en los túbulos seminíferos por un proceso que requiere tanto de la FSH como de la testosterona. La testosterona ocasiona los cambios que aparecen en la pubertad normal del varón. La testosterona se utiliza principalmente como terapia de reemplazo en adultos castrados o en hombres que sufren hipogonadismo debido a una enfermedad hipofisiaria o testicular. Los estrógenos tienen muchos efectos. Se utilizan como terapia de reemplazo en las mujeres posmenopáusicas para prevenir los calores, la vaginitis atrófica y la osteoporosis. También se utilizan para tratar ciertos trastornos menstruales (por ejemplo, dismenorrea espasmódica) y combinados con progestágenos como anticonceptivos. Los progestágenos se utilizan principalmente para la anticoncepción hormonal.

Estrógenos

El estradiol es el principal estrógeno liberado por el ovario humano. Se presentan en comprimidos, parches, geles u óvulos. La administración contínua de estrógenos por períodos prolongados puede provocar hiperplasia endometrial anormal, sangrado anormal y se asocia con una creciente incidencia de carcinoma de mama. Se administra un prostágeno con el estrógeno para evitar el carcinoma endometrial.

Progestágenos

Los progestágenos se utilizan para la anticoncepción hormonal y para producir supresión ovárica por largos plazos con otros fines (por ejemplo, dismenorrea, endometriosis, hirsutismo y trastornos menstruales cuando los estrógenos están contraindicados).

Tibolona

Es una molécula única con actividad estrogénica, progestágena y androgénica, utilizada para el tratamiento integral de la postmenopausia. Se la debe usar recién 1 año despues de la menopausia. La dosis es de 1,25 o 2,5 mg por día vía oral.

Anticonceptivos orales

Los anticonceptivos combinados contienen estrógenos y progestágenos. Existen los de primera, segunda y tercera generación, estos últimos con drospirenona y etinilestradiol, que producirían menor incidencia de acné ó aumento de peso. Los anticonceptivos de emergencia con levonorgestrel actúan hasta 3 días después del coito con falta de método anticonceptivo, falla o mal uso del mismo.

Patología Ginecológica

Fibroma ovárico: tumor ovárico, benigno, sólido y bien circunscripto.

Fibromioma o mioma: tumor benigno de la pared uterina que incluye el crecimiento de las células musculares lisas.

Quiste ovárico: Los quistes de retención son estructuras glandulares dilatadas, tales como folículos dilatados. Los quistes neoplásicos son tumores quísticos.

Pólipo cervical o *endometrial*: Crecimiento benigno de la mucosa cervical de naturaleza pediculada.

Salpingitis: inflamación de las trompas uterinas que suele deberse a infección gonocócica.

Embarazo ectópico: embarazo caracterizado por la implantación del zigoto en algún lugar fuera del endometrio, por ejemplo en la trompa.

Eclampsia: estado caracterizada por edemas, albuminuria e hipertensión, relacionada al embarazo.

Infecciones del tracto genital inferior

Candidiasis vulvovaginal (CVV)

Su mayor incidencia es en las zonas de clima cálido (tropical subtropical). La mayoría de los casos son del género Cándida.

La candidiasis adquirió relevancia últimamente, especialmente por el advenimiento del HIV/SIDA y el aumento de pacientes con cuadros de inmunodepresión (oncológicos, tratamiento prolongado con corticoides, uso de antimicrobianos).

La CVV determina la existencia de 3 grupos poblacionales de mujeres:

1) las que nunca desarrollarán síntomas de vulvovaginitis en su vida, pese a estar colonizadas por meses o años;
2) las que tienen episodios aislados;
3) las que presentan CVV recurrentes (> 3-4 episodios en el año).

Epidemiología

Se estima que un 75% de las mujeres presentarán un episodio de CVV en su vida, y un 40 a 50% un segundo episodio. Existen períodos en la vida de una mujer en los cuales la CVV aumenta, especialmente relacionados con cambios hormonales como perimenarca o embarazo, siendo rara su ocurrencia en la premenarca y postmenopausia.

Microbiologia

La *Candida albicans* es un comensal del tracto intestinal y genital. Se la puede aislar hasta en el 20 a 25% de las mujeres asintomáticas, y es la responsable del 85 a 90% de las CVV (los demás casos se deben a *C. glabrata, C. cruzei, C. tropicalis* y *C. subtropicalis).*

1. Fuentes de Infección

La Cándida coloniza primero la vagina, a través de la zona perineal, desde el reservorio intestinal.

2. Factores Predisponentes

Generalmente puede identificarse un factor precipitante para el pasaje de portadora asintomática a CVV. Entre los factores predisponentes figuran:

a. *Embarazo:* eleva el porcentaje de colonización vaginal al 30 o 40% y los episodios de CVV. De aparición mayor en el 3er trimestre.
b. *Anticonceptivos hormonales.*
c. *Diabetes:* la colonización con Cándida es más frecuente en diabéticas.
d. *Antimicrobianos:* los antimicrobianos de amplio espectro (tetraciclinas, aminopenicilinas, cefalosporinas, etc.) aumentan la colonización vaginal de Cándida spp y de CVV. Actuarían inhibiendo la flora protectora, que normalmente previene la germinación de Cándida y su invasión superficial. Los *lactobacillus acidophilus* inhiben el desarrollo de Cándidas a través de la interferencia bacteriana, compitiendo por nutrientes, interfiriendo en el receptor de la célula epitelial, produciendo bacteriocinas.
e. *Inmunosupresión:* tratamiento con corticoides, HIV/SIDA.

f. Otros Factores: especialmente la vestimenta: jeans, ropa interior de nylon poco o nada absorbentes, ropas muy ajustadas y que posibilitan alta temperatura y humedad perineal, etc.

Clinica de la CVV

Síntomas	**Signos**
Prurito Ardor vaginal Sensación de quemadura Dispareunia	Flujo variable: - apecto de leche cortada - mucoso blanco-grisáceo
Síntomas urinarios: - polaquiuria - tenesmo vesical - semeja síndrome uretral femenino	Eritema Edema Lesiones descamativas Exulceraciones y úlceras (por rascado)

Diagnóstico

La microscopía aportará datos al diagnóstico en más del 50% de los casos. Los cultivos pueden obviarse si se observan blastosporos, seudomicelios o hifas en fresco, siendo solo imprescindible, cuando deberá identificarse la especie de Cándida.

Tratamiento

El tratamiento alivia la sintomatología en el 80 a 90%, siendo bastante común la recidiva.

1. *Tratamiento local. Ventajas:* se dispone de fórmulas con concentraciones elevadas para tratamientos cortos; alivio precoz de la sintomatología en los cuadros severos; pueden ser administrados durante la gestación (excluido el 1er trimestre) y la lactancia; pueden ser utilizados en pacientes diabéticas; tienen menores riesgos de efectos adversos.
2. *Tratamiento sistémico: Ventajas:* la biodisponibilidad de la vía oral, permite adecuada llegada del fármaco a la mucosa vaginal (niveles séricos más o menos constantes); facilidad posológica (esquemas monodosis) que asegura el cumplimiento terapéutico; preferencia de las pacientes por esta vía.

Esquemas terapéuticos actuales

Droga	Fórmula	Posología
Nistatina	comprimidos vaginales x 100.000 U.I.	100.000 U.I. por día, 14 días
Clotrimazol	comprimidos vaginales x 100, 200, 500 mg crema vaginal al 1%	100 mg por noche, 6 días 200 mg por noche, 3 días 500 mg única dosis 1 vez por noche, 6 días
Tioconazol	comprimidos vaginales x 300 mg	1 sola dosis
Econazol	comprimidos vaginales x 150 mg	1 vez por noche, 3 días
Itraconazol	comprimidos orales x 100 mg	200 mg por día, 3 días
Fluconazol	comprimidos orales x 150 mg	1 sola dosis. Se puede repetir a la semana.
Miconazol	óvulos vaginales x 400 mg óvulos vaginales x 1200 mg crema vaginal al 2%	1 óvulo vaginal por día, 3 días 1 óvulo vaginal por día, 1 día 5 g 2 veces / día, 14 días

3. Tratamiento de la candidiasis vulvovaginal recidivante (CVVR): se recomienda tratar el episodio agudo con el doble tiempo del habitual según la droga, seguido por un régimen de mantenimiento no menor de 6 meses, con fluconazol 150 mg por semana.

Vaginitis tricomoniásica

La Trichomona vaginalis (TV) es un parásito caracterizado por 4 flagelos en su parte anterior y una membrana ondulante localizada anterolateralmente. De forma oval, su único huésped conocido, es el humano. Se transmite por relaciones sexuales y con múltiples parejas, coexistiendo con otros organismos, también de transmisión sexual. Se lo observa en secreciones vaginales, cervicales y seminales. Su reservorio puede ser mujer o varón. El hombre es habitualmente vector asintomático.

Clínica: secreción vaginal profusa y maloliente, cuyo aspecto depende de la gravedad de la inflamación y de la infección secundaria. Habitualmente la secreción vaginal es espumosa, amarillenta, pudiendo variar desde blanca y serosa hasta espesa y verde. El cuello uterino puede estar muy comprometido, asociándose frecuentemente hemorragia postcoital con cervicitis tricomoniásica. Puede existir eritema vulvar, edema y excoriaciones, prurito, ardor o disuria.

Diagnóstico: se confirma por microscopía la presencia del parásito móvil, en preparaciones en fresco, lo que se logra en el 80 a 90% de los casos.

Tratamiento: el único tratamiento efectivo es el metronidazol de actividad selectiva contra anaerobios y protozoos. Lo habitual, es una dosis única de 2 g vía oral. Si hay intolerancia digestiva, se administrarán 2 dosis de 1 g cada 12 horas.

Las dosis únicas son más sencillas de administrar y de mayor aceptación.

Vaginosis Bacteriana (VB)

Se la llamaba antiguamente: vaginitis inespecífica o vaginitis por Gardnerella vaginalis. Ocurre en el 30 % de las mujeres que consultan al ginecólogo. Puede considerársela como la vaginosis más importante por su asociación a serias complicaciones gineco-obstétricas: parto prematuro, rotura prematura de membranas ovulares, endometritis postparto.

Fisiopatología y mecanismo de patogenicidad: la infección ocurre por la desaparición de la flora vaginal habitual constituida principalmente por *Lactobacillus acidophilus*, siendo reemplazada por otras bacterias como: *Gardnerella vaginalis, Bacteroides spp, Prevotella spp, Mobiluncus spp y Mycoplasma hominis* (complejo GAMM). Al desaparecer la protección del lactobacilo, el ámbito vaginal pasa a tener una menor concentración de O2, favoreciendo la proliferación de anaerobios y Gardnerella vaginalis.

Diagnostico clinico y de laboratorio: secreción vaginal abundante grisácea, no pruriginosa, homogénea, con olor a pescado (mayor aún luego de relaciones sexuales o de duchas vaginales alcalinas). Para definir la entidad clínica de vaginosis bacteriana, deben estar presentes tres de los siguientes criterios:

1. presencia de flujo vaginal abundante y homogéneo;
2. pH > 4,5.
3. test de las aminas de pescado positivo;
4. presencia en el extendido vaginal de células guía ("clue cells").

La presencia de flujo vaginal abundante, homogéneo, es criterio positivo, en ausencia de lactobacilos. El agregado de HOK a la secreción vaginal volatiliza aminas, causantes del olor a pescado.

Tratamiento

Metronidazol: es el tratamiento de elección, con tasa de curación del 90%, con dosis de 500 mg vía oral o vaginal, 2 veces al día, durante 7 días. Otra opción es la clindamicina vaginal en óvulos de 100 mg, para tres o siete días de tratamiento.

Vaginosis Bacteriana en el embarazo

La gestantes con VB tienen un 40% más de riesgo de prematurez y bajo peso. Estas pacientes deben tratarse aún con cuadros asintomáticos.

Prevención y tratamiento de las recurrencias de la vaginosis bacteriana

Existen actualmente en el mercado productos con *Lactobacillus acidophilus* en óvulos para recomponer la flora dañada, que pueden ser usados en vaginosis moderadas como tratamiento único, o en forma secuencial luego del tratamiento con óvulos de metronidazol o clindamicina en vaginosis recurrentes. Las propiedades terapéuticas del lactobacillus son las siguientes:

1) acidifica el medio vaginal mediante el ácido láctico;
2) segrega peróxido de hidrógeno(H2O2);
3) libera bacteriocinas;
4) se coagrega a la pared epitelial vaginal;
5) emite surfactante.

El *Lactobacillus acidophilus* en óvulos vaginales, por ser un producto biológico requiere el mantenimiento de la cadena de frío.

Sistema Endócrino

Las funciones del cuerpo están reguladas por dos sistemas principales, el nervioso y el hormonal, o sistema endócrino.

El sistema hormonal se relaciona principalmente con las diversas funciones metabólicas y controla la intensidad de las funciones químicas en las células, como crecimiento y secreción. Existen relaciones mutuas entre el sistema hormonal y el nervioso. Ejemplo.: médula suprarrenal y la neurohipófisis.

Hormona

Es una sustancia química (proteína o polipéptidos) secretada por glándulas endócrinas específicas, y transportada por la sangre para provocar acciones fisiológicas en punto distantes sobre otras células de la economía.

Hipófisis

Es una glándula pequeña de un cm de diámetro, situada en la silla turca, en la base del cerebro, y unida al hipotálamo por el tallo hipofisario. Se denomina también glándula pituitaria.

Fisiológicamente se divide en dos porciones diferentes separadas por la pars Intermedia:

1. Adenohipófisis o hipófisis anterior
2. Neurohipófisis o hipófisis posterior

Hormonas del organismo

- hipófisis anterior: hormona de crecimiento, corticotropina, tirotropina, foliculo estimulante (FSH), luteotrópica (LH), estimulante de los melanocitos;
- hipófisis posterior: antidiurética, oxitocina;
- corticosuprarrenales: cortisol, aldosterona;
- tiroideas: tiroxina;
- pancreáticas: insulina, glucagon;
- ováricas: estrógenos, progesterona;
- testiculares: testosterona;
- paratiroidea: parathormona, calcitonina;
- placentaria: gonadotrofina coriónica, estrógenos y progesterona;

Mecanismo de retroalimentación negativa en el control de la secreción hormonal

Cuando una hormona comienza a ejercer su función fisiológica, la intensidad con la cual es secretada empieza a disminuir, esto depende de la retroalimentación negativa.

Si la glándula secreta menos hormona, los efectos fisiológicos disminuyen, asimismo disminuye la retroalimentación, con lo cual la glándula empieza nuevamente a secretar cantidades adecuadas de hormonas. De esta manera se controla la intensidad de secreción de cada hormona según las necesidades de la misma.

Mediadores hormonales intracelulares:

Las hormonas consiguen sus efectos a través de acciones producidas por el mediador AMP-Cíclico.

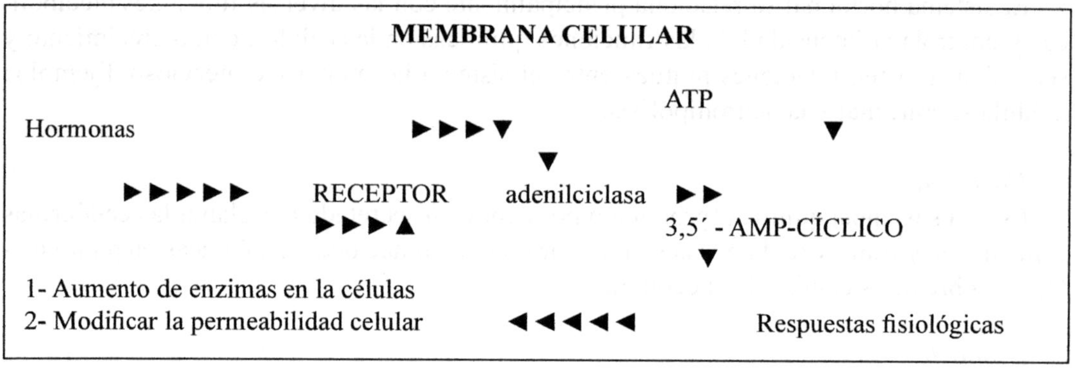

Control de la secreción hipofisiaria por el hipotálamo

El hipotálamo recibe señales procedentes de varias fuentes posibles en el sistema nervioso. La secreción de la hipófisis es controlada por señales trasmitidas desde el hipotálamo, siguiendo el tallo hipofisario. La neurohipófisis está controlada por terminaciones nerviosas que nacen en el hipotálamo y acaban en la neurohipófisis.

La secreción de la adenohipófisis está regulada por sustancias neurosecretorias producidas por el propio hipotálamo, y que pasan a la glándula por vasos sanguíneos pequeños llamados vasos porta hipotalámicos-hipofisiarios.

Factores de liberación

Las hormonas hipotalámicas reciben el nombre de "factores de liberación".

Para cada tipo de hormona adenohipofisaria, excepto la luteotrópica, existe el correspondiente factor de liberación hipotalámico.

Funciones fisiológicas de las hormonas adenohipofisiarias

La corticotropina, tirotropina, y las tres gonadotropinas ejercen sus efectos estimulando la corteza suprarrenal, la tiroides y las gonadas.

La hormona de crecimiento (somatotrópica) no funciona a través de una glándula blanco sino directamente sobre casi todos los tejidos de la economía.

Neurohipofisis y su relación con el hipotálamo

La neurohipófisis está formada de células de tipo neurológico, que actúan como estructuras de sostén para gran número de fibras nerviosas terminales y terminaciones nerviosas de haces nerviosos que nacen en el hipotálamo.

Las hormonas neurohipofisiarias son secretadas por las terminaciones nerviosas:

1. Antidiurética (ADH) o vasopresina: función antidiurética, es decir que disminuye la eliminación de agua por los riñones, permitiendo que la mayor parte del agua sea reabsorbida, con lo cual se conserva agua en el cuerpo.
2. Oxitocina:
   a) Produce la contracción del útero grávido, especialmente al final de la gestación.
   b) Provoca la evacuación de la leche contenida en los alvéolos mamarios hacia los conductos galactóforos, de manera que el lactante pueda obtenerla por succión.

Patología de la adenohipófisis

Hipopituitarismo del adulto: es producido por:

1. craneofaringiomas;
2. tuberculosis;
3. lesiones ocupantes o infiltrativas que afectan la silla turca;
4. carcinomas metastásicas;
5. sarcoidosis;
6. infecciones por hongos que afectan las meninges;
7. aneurisma de la carótida interna;
8. infarto hipofisiario;
9. hemorragia o shock postparto;

Sintomatología

Cuando todas las hormonas son deficientes (panhipopituitarismo) la función de las glándulas disminuyen consecuentemente.

TSH ------ hipotiroidismo.

ACTH --- hipofunción de la corteza suprarrenal, hipotensión, intolerancia al stress y shock.

FSH y LH----- en la mujer origina infertilidad, amenorrea y disminución de las características sexuales secundarias. En el varón atrofia testicular, disminución de la espermatogénesis y disminución de las características sexuales secundarias.

HGH ---- deficiencia en la síntesis de proteínas y ácidos nucleicos.
+
cortisol -----hipoglucemia.

Reposición de las hormonas de las glándulas hipofuncionantes.
Hipotiroidismo
Tiroglobulina, levotiroxina.
Insuficiencia suprarrenal
Hidrocortisona, dexametasona.
Hipogonadismo femenino
Etinilestradiol, estilbestrol.

Enanismo hipofisiario
Los niños con hipopituitarismo la mayoría de las veces o tienen un craneofaringioma o bien no hay etiología demostrable.
Sintomatología: retraso en el crecimiento con proporciones corporales normales o ligeramente subnormales.
Tratamiento: HGH (Hormona de crecimiento humano)

Hipersecreción de Hormonas de la Adenohipofisis

Acromegalia y gigantismo
Se producen por una secreción excesiva de HGH causada por un adenoma hipofisiario.
Sintomatología:
- crecimiento desmedido del hueso;
- gigantismo (2 ó 2-1/2 la estatura promedio);
- prognatismo (hipercrecimiento con protusión de la mandíbula);
- acromegalia (incremento en la dimensión de las partes acras, es decir manos y pies);
- hipertensión arterial, cefaleas, disminución de la líbido,
- extremidades distales y dedos bastantes finos;
- adelgazamiento y debilidad musculares;
- manifestaciones psiquiátricas;

Tratamiento: corregir la hiperfunción de la corteza suprarrenal; el tratamiento preciso depende de la anormalidad fisiológica básica.
En las manifestaciones clínicas
- Severas: adrenalectomía bilateral.
- No severas: irradiación hipofisaria.

Paratiroides
Acciones más importantes:
1. Movilizar el Ca del hueso.
2. Disminuir la reabsorción tubular renal del fosfato.

Hiperparatiroidismo: hipercalcemia e hipofosfaturia.
Hipoparatiroidismo: tetania hipocalcémica, retención de fosfato con calcificación metastásica en sitios de predilección, densidad ósea aumentada.
Tratamiento: gluconato de Ca, vitamina D2 (calciferol)

Patología de la neurohipofisis

Diabetes insípida

Trastorno crónico de la hipófisis o del hipotálamo, debida a deficiencia de la ADH y caracterizada por la excreción de cantidades excesivas de orina muy diluida y por sed intensa.

Etiología:

1. primaria o idiomática;
2. secundaria: traumas craneales, meningitis, tumores cerebrales o metastásicos hemorragia cerebral, encefalitis, sífilis, tuberculosis.

Sintomatología: polidipsia, poliuria.

Tratamiento: preparados de lóbulo posterior de hipófisis, diuréticos, vasopresina, acetato de desmopresina.

Tiroides

Es una glándula voluminosa (peso 25–35 gr.) impar, media y simétrica distinguiéndose dos partes laterales o lóbulos unidos por una parte media o istmo. Se la situa en la parte anteroinferior del cuello, delante de la laringe. La glándula tiroides está implicada en la producción de hormonas yodadas, la tiroxina, tetrayodo-tironina (T4) y triyodo-tironina (T3).

Estas hormonas se almacenan en los folículos tiroideos. La proteólisis de la tiroglobulina las libera como hormona tiroidea circulante. Su producción depende de la presencia y utilización del yodo circulante, procedente del agua y alimentos. Del total de yodo que contiene el organismo, la quinta parte se encuentra en la tiroides.

Función

Las hormonas tiroideas, mediante el aumento de la actividad metabólica, ejercen una influencia controlada en la regulación de la temperatura, del crecimiento, del metabolismo glúcido, lipídico, proteico e hidromineral, en la contracción muscular, en el SNC y en la síntesis de algunas coenzimas.

Patología

Al haber deficiencia de aporte de yodo, la tiroides reacciona con hipertrofia e hiperplasia. Cuando se encuentra hiperactiva, capta yodo de la sangre con rapidez y aumenta la elaboración de tiroxina: primero se forman la monoyodotirosina y la diyodotirosina, la unión de éstas forman la T3 y dos moléculas de ésta última forman la T4. La tiroxina pasa al plasma y circula unida a proteínas (tiroglobulina).

Todos los tipos de enfermedades de la tiroides se presentan con más frecuencia en la mujer. Se clasifican en bocio, hiper e hipotiroidismo, adenoma tiroideo, cáncer tiroideo y tiroiditis.

Hipertiroidismo

Se caracteriza por cursar con hiperplasia del parénquima tiroideo, excreción excesiva de sus hormonas, aumento del metabolismo basal, exoftalmos.

*Etiología: d*e causa desconocida, aunque a veces se observa una tendencia familiar.

Sintomatología: nerviosismo, pérdida de fuerza, sensibilidad del calor, sudoración, hiperactividad sin descanso, pérdida de peso, temblor, palpitaciones, mirada fija y exoftalmos.

Diagnóstico: Se basa en la historia familiar, exploración física y datos de laboratorio: PBI alto (yodo ligado a proteínas en suero), alta absorción por hematíes de T3 (triyodotironina). Alta absorción de yodo radioactivo por la glándula.

Tratamiento: se trata de suprimir la producción de excesos de hormonas por parte de la glándula tiroides, mediante agentes antitiroideos (propiltiuracilo – metimazol), la terapéutica con yodo radiactivo y la tiroidectomía subtotal.

Hipotiroidismo

Se debe con mayor frecuencia a causa iatrógenicas (terapia con radioyodo / intervención quirúrgica). Existen distintas formas de hipotiroidismo, siendo las principales:

1. Hipotiroidismo infantil o cretinismo

Resulta de una deficiencia de hormona tiroidea durante la vida fetal o los primeros años de vida.

Causas: disgenesia anatómica, carencia de yodo, errores congénitos del metabolismo del yodo.

Clínica: piel gruesa, seca, arrugada y pálida, macroglosia y boca abierta, con pérdida de saliva, enanismo, retraso mental.

Tratamiento: levotiroxina durante toda la vida.

2. Mixedema

Reacción característica debida a la falta de hormona tiroidea en el adulto.

Sintomatología: alteración gradual de la personalidad, facies mixematosa, lenguaje lento y de tono bajo, disminución de la sudoración, piel fría, seca y edematosa, disminución del apetito, aumento ligero de peso, bradicardia, debilidad, alopecia

Tratamiento: administración de levotiroxina durante toda la vida.

Adenoma Tiroideo y cáncer

El signo principal es la tumoración en el cuello. La dureza, irregularidad y fijación de la tiroides a estructuras vecinas son signos de presunción de malignidad.

Cuando se trata de nódulos fríos (los que captan menos radioactividad) es más probable la malignidad.

Tratamiento: determinar si está indicada la cirugía o no. En caso negativo, se administran dosis sucesivas de levotiroxina.

Hormonas corticosuprarrenales

Las glándulas suprarrenales, situadas en el polo superior de ambos riñones constan de dos partes distintas.

1. Médula: está en relación directa con el sistema nervioso simpático, segregando adrenalina y noradrenalina.
2. Corteza: secretan un grupo de hormonas llamadas corticoesteroides.

Estas son mineralocorticoides y glucocorticoides, además se producen pequeñas cantidades de andrógenos (efectos similares a la hormona masculina tetosterona).

Mineralocorticoides

Actúan sobre los electrólitos de los líquidos extracelulares en particular sodio, potasio y cloruros. Sus efectos fundamentales son el aumento de la resorción de sodio en el túbulo renal y aumento de la excreción renal de potasio.

La aldosterona es la responsable del 95% de la actividad mineralocorticoides de la corteza suprarrenal. Existen otras dos hormonas del mismo origen que contribuyen en parte a este tipo de actividad y son: la corticosterona y la desoxicorticosterona.

Glucocorticoides

Fueron llamados así porque uno de sus principales efectos es elevar la concentración de glucosa en sangre, además de otras acciones sobre el metabolismo de grasas, proteínas y carbohidratos. El cortisol o hidrocortisona es el más importante, y es el responsable del 95% de la actividad glucocorticoide de las secreciones suprarrenales.

Patologías de la corteza suprarrenal

1- Hipofunción suprarrenal

Enfermedad de Addison o insuficiencia corticosuprarrenal crónica

Cursan con pigmentación anormal de la piel y de las mucosas, pérdida de peso, hipotensión, deshidratación, trastornos gastrointestinales, hipoglucemia

Etiología: el 70% de los casos se debe a la atrofia de la corteza suprarrenal de causa desconocida.

Tratamiento: hidrocortisona por vía oral.

Insuficiencia suprarrenal aguda

Se debe a la falta absoluta o relativa de hormonas corticosteroides, que se caracteriza por colapso circulatorio, inconsciencia y, si no se trata, muerte.

Etiología: infección por meningococos (+) neumococos, estafilococos, etc.

Supresión súbita de corticoesteroides después de tratamiento prolongado con dosis elevadas. Hemorragia suprarrenal aguda en el recién nacido.

Tratamiento: infección: penicilina G o ampicilina, luego el tratamiento de reposición hormonal.

3. Hiperfunción suprarrenal

La hipersecreción de una o más hormonas puede provocar síndromes clínicos distintos: andrógenos: virilismo; glucocorticoides: síndrome de cushing; aldosterona: aldosteronismo.

Síndrome de Cushing

La exposición crónica a excesos de cortisol o corticosteroides provocará una serie de anormalidades clínicas.

Causas: Independientes de la regulación de ACTH:

1. producción de cortisol por un adenoma o carcinoma suprarrenal;
2. la administración de cantidades excesivas de cortisol exógeno o sintéticos relacionados.

Por ACTH:

1. hipersecreción hipofisaria de ACTH;
2. secreción de ACTH por un tumor no hiposario;
3. administración de ACTH exógeno.

Sintomatología: cara redondeada ("de luna llena"), obesidad, con acumulación de grasa supraclavicular y región dorsal cervical

Aparato Cardiovascular

El Corazón. Anatomía

El corazón es un órgano hueco de tipo muscular, localizado en el espacio llamado mediastino, ubicado en la caja torácica entre ambos pulmones. Presenta la forma de una pirámide más o menos invertida, mirando la base hacia arriba y atrás, y el vértice hacia abajo y adelante.

Los medios de fijación son los grandes vasos que entran y salen por su base. El vértice o la llamada punta cardíaca se sitúa detrás del quinto espacio intercostal, cinco cm a la izquierda de la línea media.

Los grandes vasos que se relacionan con el corazón son: la aorta, la arteria pulmonar, las venas pulmonares y las venas cavas superior e inferior.

El corazón y el pericardio (la serosa que lo rodea) apoyan sobre el diafragma.

Cavidades cardíacas

El corazón posee 4 cavidades separadas por un tabique llamado septum.

Estas son: aurícula derecha, aurícula izquierda, ventrículo derecho, ventrículo izquierdo. Las aurículas están comunicadas con los ventrículos mediante aberturas denominadas orificios aurículo-ventrículares.

Estos orificios poseen válvulas, las válvulas aurículo-ventriculares que permiten el paso de la sangre desde las aurículas a los ventrículos, pero no a la inversa.

La válvula aurículo-ventricular derecha posee, tres valvas, recibiendo el nombre de válvula tricúspide. La válvula aurícula-ventricular izquierda presenta solo dos valvas y se llama mitral.

Donde nacen las grandes arterias que salen del corazón (aorta y pulmonar) se localizan otras válvulas, denominadas sigmoideas. Las válvulas presentan bordes libres donde se insertan unos pequeños filamentos tendinosos, las cuerdas tendinosas, que parten de unas prolongaciones musculares llamadas músculos papilares.

Función de las válvulas cardíacas

Como el corazón es una bomba perfectamente coordinada, las válvulas realizan acciones de apertura y cierre simultáneo de sus cavidades. Cuando se produce un aumento de la presión intraventricular por efecto de la contracción, las válvulas aurículo-ventriculares se cierran, evitando el reflujo sanguíneo a las aurículas.

Las válvulas están impedidas de abrirse al interior de las aurículas a causa de las cuerdas tendinosas y los músculos papilares. Por otra parte, cuando la presión intraventricular aumenta, las válvulas sigmoideas se abren.

Pared cardíaca

La estructura de la pared cardíaca está constituida por tres capas: El endocardio que es la capa interna o endotelio donde asientan por ejemplo las endocarditis agudas. El miocardio constituido por músculo estriado, asiento por ejemplo de los infartos agudos de miocardio y el pericardio es la capa externa.

Pericardio

Está constituido por dos capas, una que recubre al corazón, llamado pericardio visceral o epicardio; la otra es el pericardio parietal. Lo más importante es que estas dos delimitan un espacio, que tiene suma importancia a nivel patológico (ejemplo: derrame pericárdico) llamada cavidad pericárdica.

Función de bomba

El grosor del miocardio está en relación con la intensidad de la presión que deben generarse para desplazar la sangre por todo el sistema circulatorio. Por medio de sus contracciones rítmicas, el corazón transporta alrededor de cinco litros de sangre por minuto. Este volumen minuto le permite abastecer de oxígeno y nutrientes a los órganos del cuerpo, y transportar los productos de degradación y dióxido de carbono a los sitios de eliminación.

Activación cardíaca

Formación y conducción de estímulos

En el miocardio se encuentra el tejido muscular de trabajo específico encargado de la formación y conducción de los estímulos. Los tejidos de conducción de los estímulos bioeléctricos son:

1) el nódulo sinusal (Keith- Flach);
2) el nódulo aurículo-ventricular (Aschoff-Tawara);
3) el Haz de Hiz (que discurre por el tabique intraventricular) con sus ramas derecha e izquierda;
4) las fibras de Purkinje.

Propiedades funcionales del corazón

1) inotropismo: se denomina así a la fuerza de contracción cardíaca regulada por el calcio intracelular. Hay sustancias inotrópicas como las simpaticomiméticas y los glucósidos cardíacos;
2) cronotropismo: se la relaciona con la frecuencia cardíaca;
3) dromotropismo: vinculada a la velocidad de conducción de los impulsos cardíacos;
4) batmatropismo: según la excitabilidad del tejido cardíaco;

Trabajo cardíaco

El impulso eléctrico a partir de los centros de formación de estímulos, promueve la contracción mecánica del miocardio. La función del bombeo del corazón, se realiza debido a las alternancias de contracción y dilatación del miocardio.

En síntesis, el trabajo cardíaco consiste en una contracción rítmica llamada sístole, y una relajación denominada diástole.

Corrientes iónicas y potenciales de membrana

Se denomina *potencial de membrana* a una *diferencia* de potencial eléctrico producida por la concentración de iones, cargados positivamente (mayoritariamente iones de Na^+) en el espacio extracelular, y el predominio de los iones proteicos, cargados negativamente en el interior de la célula. En las corrientes *iónicas* entre el interior y el exterior de la célula participan el Na^+, el Ca^{++} y el K^+.

Ultraestructura de la membrana y canales de iones

Las corrientes iónicas pasan, a través de los poros de la membrana celular denominadas canales. En las membranas de las células miocárdicas se describen tres canales iónicos: uno de rápida entrada de Na+, uno de lenta entrada de Ca++ y uno de salida de K+.

Los canales de Na+ están distribuidos en toda la superficie de la membrana, regulados por un sistema de filtros, y de tal manera pueden abrirse, cerrarse o inactivarse variándose entonces la entrada de Na+.

Unidad electromecánica

La unidad funcional básica del sistema contráctil es el sarcómero. En todo sarcómero, las proteínas contráctiles están ordenadas en forma de una estructura regular, de filamentos gruesos (miosina) y delgados (actina) interdigitados. Durante la contracción los filamentos de actina se desplazan a lo largo de las de miosina y la suma de todos estos acortamientos se puede medir como contracción del miocardio.

Períodos refractarios

Se llama período refractario al período de tiempo durante el cual una célula, después de una excitación anterior, no puede ser excitada nuevamente. El período refractario protege al corazón de una nueva excitación demasiado precoz, garantizando que un impulso induzca a la contracción solo una vez en cada célula miocárdica. Ejemplo, es el que transcurre desde el comienzo de la despolarización hasta el final de la repolarización.

Concepto de precarga y postcarga

La eficiencia cardíaca es el resultado de un complejo mecanismo que depende de las propiedades intrínsecas del miocardio en respuesta a: factores humorales, regulación nerviosa, volemia, retorno venoso y resistencia periférica. El trabajo cardíaco está determinado por dos mecanismos importantes: el volumen sistólico y la frecuencia cardíaca.

El volumen sistólico o volumen de eyección depende, a su vez, de tres factores: la precarga, que es el estiramiento inicial de la fibra miocárdica, la contractibilidad del miocardio, y la postcarga, que es la resistencia contra la cual se contrae el miocardio.

Frecuencia cardíaca

La frecuencia cardíaca es el mecanismo más empleado para las modificaciones rápidas del volumen minuto. Permite triplicar el volumen minuto como respuesta a incrementos de la frecuencia cardíaca. El límite de efectividad en relación a elevaciones del volumen minuto es de 160 a 180 latidos por minuto en sujetos normales. Por encima de estas cifras, el volumen minuto baja por disminución del tiempo diastólico, del lleno ventricular y del flujo coronario.

Patologías cardiovasculares más frecuentes

1. Insuficiencia cardíaca

Etiología

La enfermedad arterial coronaria y el infarto de miocardio han reemplazado a la hipertensión como la causa más frecuente de insuficiencia cardíaca.

Es una de las entidades clínicas más frecuentes. Su origen se centra en la reducción de la capacidad cardíaca como consecuencia de una disfunción primaria de la fibra miocárdica o secundaria, con un aumento sostenido del trabajo cardíaco. La insuficiencia cardíaca es el síndrome resultante de la incapacidad del corazón de expulsar el volumen de sangre necesario para satisfacer los requerimientos de los tejidos.

Mecanismos compensatorios

El déficit de bomba del corazón, expresada por la caída del gasto cardíaco promueve la puesta en marcha de mecanismos compensatorios fisiológicos para tratar de mantener el volumen minuto cardíaco.

a) el primer mecanismo compensatorio es la hiperactividad simpático adrenérgica con la descarga de catecolaminas que aumentan la contractilidad del miocardio, y por lo tanto mejoran el volumen minuto central;
b) el otro mecanismo importante es la retención hídrica y salina que produce un aumento del volumen intravascular. Además, a nivel periférico, hay un aumento de la resistencia vascular para compensar la caída del volumen minuto. Este aumento de la vasoconstricción ayuda a mantener la presión arterial, y el aumento del tono venoso;
c) finalmente, el tercer mecanismo es la hipertrofia cardíaca que aumenta la masa contráctil.

Síntomas y signos

Disnea, ortopnea (la disnea que ocurre en posición sentado), tos, rales pulmonares, aumento de la presión yugular venosa y edema periférico de tipo simétrico. La disnea paroxística nocturna que es un ataque severo de disnea y/o broncoespasmo que despierta al paciente del sueño.

Pruebas diagnósticas

Se basa en el ECG, la radiografía de tórax, el ecocardiograma, la ergometría, la ventriculografía radioisotópica y la prueba de perfusión por talio.

Tratamiento

A. *Medidas higiénico-dietéticas*

Actividad: el reposo excesivo no se aconseja en pacientes con insuficiencia cardíaca leve a moderada, solo ejercicios programados en aquellos que tengan insuficiencia cardíaca estable y sin edemas. Dieta: se recomienda una moderada restricción de la ingesta de sodio (leve: 3 g./día, moderada: 2 g./día, severa: <1,5 g./día).

B. Drogas más comúnmente prescriptas

La primera línea de tratamiento actual es el uso simultáneo de diuréticos, digitálicos e inhibidores de la enzima convertidora de la angiotensina (IECA).

a) diuréticos: provocan excreción renal de agua y sal, mejorando los síntomas congestivos mediante la reducción de las presiones intracardíacas y minimizando la expansión de volumen. Tiazidas: dentro de este grupo se encuentran la hidroclorotiazida y la clortalidona que son útiles para pacientes con insuficiencia cardíaca moderada sin insuficiencia renal. De asa: los diuréticos de asa como furosemida ejercen poderosa acción diurética y natriurética, y se consideran de elección para pacientes con insuficiencia cardíaca moderada a severa o insuficiencia renal;

b) *digitálicos*: poseen acción inotrópica mejorando la contractibilidad cardíaca. La más utilizada es la digoxina, que ha demostrado además reducir la presión de llenado ventricular, aumentar la diuresis y mejorar el volumen de salida cardíaca;

c) *Inhibidores de la ECA*: tendrían en este caso una acción vasodilatadora. El modelo es el enalapril, que ha probado mejorar la sintomatología, reducir las hospitalizaciones y disminuir la mortalidad por insuficiencia cardíaca progresiva.

2. Insuficiencia miocárdica aguda

También denominado edema agudo de pulmón, es una emergencia médica grave que obliga a adoptar rápidas medidas terapéuticas. Puede sobrevenir como resultado de una súbita disfunción cardíaca en pacientes sin historia previa de enfermedad cardiovascular. Esto se ve en el infarto agudo de miocardio, hipertensión arterial, y taquiarritmia. Sin embargo, es más frecuente que el proceso se presente en paciente con cardiopatías definidas.

Tratamiento

Administración de oxígeno por máscara, o dependiente de la gravedad por intubación para asistencia respiratoria mecánica,

Diuréticos como la furosemida, vasodilatadores como la nitroglicerina, sedantes como la morfina, que poseen acción vasodilatadora reduciendo la pre y postcarga, dopamina o adrenalina en caso de hipotensión y dobutamina en caso de que la insuficiencia persista.

3. Hipertensión arterial

La presión arterial es igual al tono vascular o resistencia periférica por el volumen minuto cardíaco. Se considera hipertensión arterial cuando se encuentra un valor de presión arterial diastólica (PAD) mayor o igual a 80 mm Hg, y un valor de presión arterial sistólica (PAS) mayor o igual a 120 mm Hg, basada en el promedio de dos o más lecturas tomadas en dos ó más visitas al médico. Un solo registro de PAD de 120 mm Hg puede ser suficiente, especialmente si hay síntomas presentes.

Cerca del 50% de los pacientes tienen una presión arterial elevada en el examen inicial que no persiste elevada en mediciones repetidas, por lo tanto para evitar el sobretratamiento es crítico que se tomen varias mediciones por semanas o meses para asegurar que la hipertensión es persistente. Un hecho particular es la hipertensión por "guardapolvo blanco", que lleva a diagnosticar la hipertensión por el stress provocado por la visita al médico.

Evolución

La hipertensión no tratada está asociada con un aumento de la incidencia de la enfermedad arterial coronaria por aterosclerosis, de accidente cerebrovascular, y de insuficiencia renal. Más del 90% de la hipertensión es idiopática (primaria o esencial), mientras un 5 a 10% puede ser adscripto a una causa identificable u orgánica (hipertensión secundaria). Entre los pacientes con hipertensión,1 a 2 % desarrollan emergencia hipertensiva en algún punto de su curso clínico.

El tratamiento apropiado resulta en una reducción de la morbilidad y mortalidad; todavía el 35% de los pacientes hipertensos no tienen diagnóstico, 49% están recibiendo medicación, pero solo 21% de los pacientes tratados tienen una presión arterial menor a 120 / 80.

Clasificación

Según el VII informe del Joint Comitte de EEUU sobre hipertensión arterial, se la clasifica (para adultos de 18 años o más) de esta manera:

Clasificación de presión arterial	TA sistólica (mm Hg)		TA diastólica (mm Hg)
Normal	< 120	y	< 8
Prehipertensión	120-139	ó	80-89
Estadio1 de hipertensión	140-159	ó	90-99
Estadio 2 de hipertensión	≥ 160	ó	≥ 100

Factores de riesgo cardiovascular

La hipertensión arterial es un factor de riesgo mayor, y se han descrito factores de riesgo asociados que aumentan su morbimortalidad: edad, sexo, herencia, ingesta de sal, exceso de peso, alcohol, tabaquismo, dislipidemia, estrés, diabetes e hiperuricemia.

Tratamiento

Se basa en *varios pasos*, donde el primero es la modificación del estilo de vida, moderando la ingesta de sodio, reduciendo el peso, restringiendo el consumo de lípidos, aumentando ejercicio, etc. Los restantes pasos involucran el uso de fármacos antihipertensivos.

Conceptos generales sobre el tratamiento farmacológico

1) Numerosos estudios avalan el uso de inhibidores de la enzima convertidora de la angiotensina, antagonistas de receptores AT_1 de angiotensina II, bloqueantes cálci-

cos, diuréticos tiazídicos y beta-bloqueantes, como drogas antihipertensivas para la protección de órganos blanco (corazón, riñones, cerebro).

2) Se comenzará con dosis pequeñas, prefiriendo monodosis que conserven por lo menos un 50% del efecto máximo a las 24 horas, con lo cual se obtiene mayor adherencia al tratamiento y un control persistente y uniforme de la tensión arterial.
3) El tratamiento antihipertensivo de largo plazo ha demostrado reducir el riesgo de eventos cardiovasculares en 21-28%, accidente cerebrovascular en 30-39% y enfermedad coronaria en 20-21% comparado con placebo.
4) La monoterapia con antihipertensivos es suficiente para controlar la presión arterial. En algunos pacientes; sin embargo, la mayoría de las pautas reconocen ahora que una gran cantidad de ellos requerirá terapia combinada con dos fármacos antihipertensivos como mínimo.
5) Es importante que la terapia antihipertensiva proporcione un control durante las 24 horas. La presión arterial presenta una variación circadiana en pacientes tanto normotensos como hipertensos; con un aumento rápido durante el amanecer. Este aumento matinal está asociado a un mayor riesgo de complicaciones.

Sistema renina-angiotensina

Es uno de los sistemas hormonales más conocidos. Su efector es la angiotensina II (AII) que puede estar en la circulación general o en órganos tales como riñones, cerebro y células vasculares y miocárdicas.

Se pueden observar efectos diferentes de la AII circulante y la tisular. Por un lado, la primera induce a nivel renal, vascular y cardíaco, vasoconstricción, retención de sodio y agua con liberación de vasopresina y aldosterona. Por otro lado, la AII tisular está relacionada con proliferación celular en la pared vascular, hipertrofia ventricular izquierda y formación de aterosclerosis de la íntima.

Esquema actual del sistema renina-angiotensina

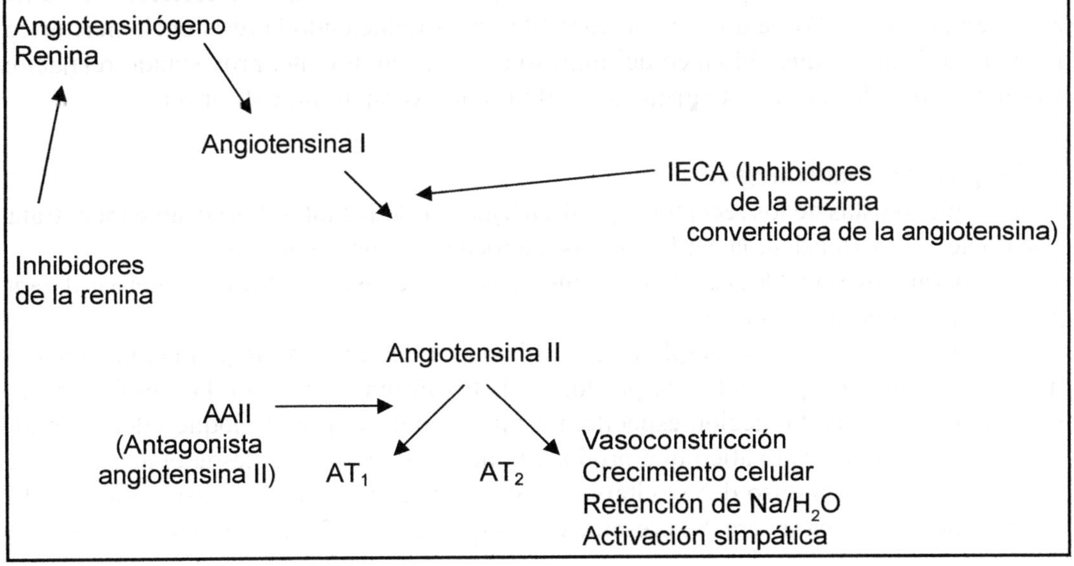

Inhibidores de la enzima convertidora de la angiotensina (IECA)

Fue el primer grupo de drogas que se desarrollaron para bloquear el paso de Angiotensina I a Angiotensina II; se las utiliza como antihipertensivo, pero también ha demostrado actuar en la insuficiencia cardíaca, y evita el remodelado ventricular luego del infarto agudo de miocardio.

Las drogas de este tipo son: enalapril, lisinopril, perindropil, benazapril, ramipril, etcétera. Tomando al enalapril como modelo del grupo, se presenta en comprimidos de 2,5; 5; 10 y 20 mg.

Bloqueantes de los receptores AT_1 (o también llamados antagonistas de la angiotensina II (AAII).

La angiotensina II actúa a través de sus receptores AT_1 y AT_2. Los receptores AT_1 se pueden bloquear con drogas específicas. La primera droga desarrollada fue el losartan, luego aparecieron valsartan, candesartan, termisartan, etcétera. Se las utiliza como antihipertensivos. También se ha preconizado su uso brindando cardioprotección en la insuficiencia cardíaca, especialmente luego del infarto de miocardio.

Tomando a valsartan como modelo se presenta en comprimidos de 80, 160, 240 y 320 mg, y con 40 mg para tratar la insuficiencia cardíaca.

Diferencias IECA Y AAII

La diferencia entre IECA Y AAII, es que los primeros inhiben tanto los receptores AT_1 como AT_2, siendo el bloqueo de los AT_1 menor que la de los bloqueadores AAII. Los IECA bloquean el paso de AI en AII, con un aumento de la cadena accesoria para la producción de bradiquinina. Esto produce tos y angioedema, que cuando es persistente, obliga al abandono de la medicación, y al cambio por un AAII.

Bloqueantes de los canales de calcio

El modelo es la amlodipina, uno de los bloqueantes de los canales cálcicos más utilizados en el mundo. Posee una acción vasodilatadora reduciendo la resistencia periférica. Este mecanismo produce bloqueo del ingreso del CA^{2+} al miocito, provocando relajación vascular. Otras drogas de este grupo son nifedipina, verapamilo y diltiazem.

Bloqueantes β-adrenérgicos

Los antagonistas de los receptores β-adrenérgicos (bloqueantes β) se usan para el tratamiento de la hipertensión, la cardiopatía isquémica y algunas arritmias.

El propranolol es un bloqueante β-adrenérgico no selectivo que fue el primero utilizado para tratar la hipertensión arterial.

El atenolol que es el más ampliamente utilizado, tiene como ventaja una mayor selectividad sobre los receptores β_1 que por los β_2. Estos fármacos reducen la presión arterial y son antianginosos. Su acción específica estaría explicada por el bloqueo del estímulo del sistema nervioso simpatico que produce la descarga de renina desde el aparato yuxtaglomerular renal. Su uso debe evitarse en pacientes con bradicardia, asma bronquial o insuficiencia cardíaca severa. Se presenta en comprimidos de 25, 50 y 100 mg. En algunos casos se lo ha asociado a diuréticos. Están considerados como excelentes antihipertensivos en algunas poblaciones como los ancianos.

Se describen otros beta-bloqueantes mas modernos como, cardevilol que tendría doble acción, alfa 1 y beta, con gran eficacia en la prevención de efectos cardiovasculares, bisoprolol y nebivolol.

Inhibidores de la renina

Es el último mecanismo de acción desarrollado. Dado que la etapa inicial y limitadora de la velocidad en el sistema renina-angiotensina es la activación de la renina, su inhibición directa es la estrategia más lógica para lograr el control del sistema. Esta nueva clase de agentes antihipertensivos, como la droga aliskiren, logra este objetivo inhibiendo específicamente, la actividad enzimática de la renina. Al tener un modo exclusivo de acción que actúa en el punto de activación, brinda un control más completo del sistema renina y puede otorgar beneficios clínicos adicionales. Aliskiren se presenta en comprimidos de 150 y 300 mg, para una toma cada 24 hs.

Arritmias

Terapéutica

Se busca disminuir la mortalidad secundaria a las arritmias. Casi todas las drogas antiarrítmicas tienen un efecto inotrópico negativo, esto hay que tomarlo en cuenta, porque la mayoría de los pacientes con arritmias tienen un deficiente de bomba cardíaca. Las altas dosis de estas drogas pueden suprimir el automatismo del nódulo sinusal.

Clasificación

Clase I

Alteran la conductancia de la membrana del Na^+.

Subgrupo Ia: Drogas: quinidina, procainamida, disopiramida.

Sub grupo Ib.: El efecto se ejerce sobre la excitabilidad. Estas drogas acortan especialmente la duración del potencial de acción. Drogas: mexitilene, tocainida, lidocaína.

Sub grupo Ic: Presentan una potente depresión de la capacidad de respuesta de membrana, con la reducción de la velocidad de conducción. Drogas: fleicainida, propafenona.

Clase II

Antiarrítmicos por bloqueo β-adrenérgico y estabilización de membrana. *Drogas:* β-adrenérgicos: propranolol, atenolol.

Clase III

Aumentan especialmente el período refractario. Drogas: sotalol. Amiodarona: usada a largo plazo como medicación preventiva.

Clase IV

Su duración se debe al bloqueo de los canales lentos del calcio, reduciendo el automotismo en el nódulo sinauricular y en el nódulo auriculoventricular. Drogas: diltiazem, verapamilo.

Colesterol

Es uno de los principales factores de salud porque forma parte de células, hormonas y otros tejidos. Cuando hay demasiado nivel de colesterol en la sangre, hipercolesterolemia, se corre el peligro de sufrir un ataque al corazón.

El colesterol es un lípido que pertenece a los esteroles que, a su vez, son esteroides, una "familia" de sustancias tan complejas como importantes en la fisiología.

El colesterol presente en el organismo tiene dos orígenes: la dieta y la síntesis.

Es una sustancia exclusiva del reino animal, por lo que solamente se encuentra en los alimentos que de él provienen (huevo, leche y derivados, carnes).

La síntesis del colesterol parece ocurrir en todas las células del organismo, pero es producido en mayor cantidad por el hígado y el intestino.

Metabolismo del colesterol

Las grasas que ingerimos en la alimentación se absorben en el intestino, y luego forman unas moléculas durante las horas siguientes a las comidas, denominadas quilomicrones que transportan por la sangre el colesterol, y otro tipo de grasas denominada triglicéridos, que se almacenan en el hígado y el tejido graso.

El hígado fabrica otras moléculas llamadas lipoproteínas de baja densidad (LDL) encargadas de transportar nuevo colesterol desde allí a todas las células de nuestro organismo. Además, existen otro tipo de lipoproteínas de alta densidad (HDL) que tienen la misión contraria, recoger los sobrantes no utilizados de colesterol y transportarlos de nuevo al hígado para su almacenamiento, o excreción al exterior a través de la bilis.

Colesterol "bueno" y colesterol "malo"

El colesterol denominado "bueno" es el que circula por la sangre unido a las lipoproteínas HDL (colesterol-HDL) y es "barrido y eliminado" de nuestro organismo.

El colesterol "malo" es el unido a las lipoproteínas LDL (colesterol-LDL), y es el que puede originar la aterosclerosis.

Consumo en exceso

Se ha demostrado con bastante claridad que el exceso de colesterol circulando por la sangre (por una mala alimentación, un trastorno metabólico o por una fabricación hepática inadecuada) es capaz de depositarse y dañar las paredes de las arterias. Junto con otros factores nocivos, como el sedentarismo, el alcohol y el tabaco, pone en marcha el proceso de ateroesclerosis, responsable de más de la mitad de las muertes en las sociedades industrializadas. El colesterol elevado es el principal enemigo de la pared de las arterias coronarias (las que riegan el corazón) a través de un efecto lento a lo largo de la vida.

Consecuencias

La aterosclerosis humana es un proceso patológico de origen multifactorial que en esencia está compuesta de dos fenómenos interrelacionados: la ateromatosis, acumulación focal de colesterol, formación de células espumosas y reacción inflamatoria; y la esclerosis, endurecimiento cicatrizal de la pared arterial, aumento del número de miocitos y más tardíamente calcificación y mayor infiltración inflamatoria. Es de muy lenta evolución y el desarrollo de la verdadera lesión, la placa fibrolípida, puede observarse a partir de la cuarta o quinta décadas de la vida.

Las placas crecen lentamente: de placas jóvenes ricas en lípidos se transforman en lesiones viejas, con escaso lípido pero abundantes fibras cicatrizales. Las primeras se rompen más fácilmente, dando origen a un trombo por depósito de plaquetas,que crece hacia la luz y ocluye el vaso, originando angina inestable o infarto del miocardio.

Medicamentos

Existen medicamentos realmente útiles para disminuirlo como las estatinas, que actúan a nivel hepático. La simvastatina, la atorvastatina y la rosuvastatina, son estatinas que tienen como propiedad principal, reducir los niveles de colesterol y LDL-C en un 40-50%, y elevar los HDL-C en un 18%. Por sus adicionales propiedades sobre la pared arterial (antitrombótica y antiinflamatoria) han demostrado prevenir la morbilidad y la mortalidad cardiovascular a corto y a largo plazo.

Se preconiza su uso en forma prolongada en los pacientes de riesgo, o en los que hayan tenido un evento coronario. Atorvastatina, comprimidos de 10 y 20 mg; rosuvastatina comprimidos de 5,10 y 20 mg, se administran en un toma cada 24 hs. El efecto colateral más importante de este grupo, es la miopatía que aparece en algunos pacientes, y a veces obliga al abandono de la medicación.

Los fibratos como el gemfibrozil y el fenofibrato, han demostrado su utilidad especialmente en reducir triglicéridos, y cuando se describe intolerancia a las estatinas.

El ezetimibe es un inhibidor intestinal selectivo de la aborción del colesterol, en comprimidos de 10 mg para una administración cada 24 hs. Reduce la concentración plasmática del colesterol en un 18-20%, con una gran tolerabilidad. Asociado con simvastaina y atorvastatina, logra desensos adicionales en el LDL-C del 18-25%.

Sistema Nervioso Central

El Sistema Nervioso está constituido por la totalidad del tejido nervioso del organismo y sus elementos de soporte asociados.

Anatómicamente se divide en:

1. sistema nervioso central (SNC): cerebro y médula espinal;
2. sistema nervioso periférico (SNP): nervios, ganglios, receptores especializados.

Funcionalmente se divide en:

1. sistema nervioso somático (relaciona con el medio ambiente);
2. sistema nervioso autónomo (relacionado con el medio interno orgánico).

Función del Sistema Nervioso

Recibir impulsos del medio exterior:

- mediante receptores dérmicos: dolor, tacto, presión, temperatura;
- por receptores que captan sensaciones especiales: gusto, visión, olfato, audición, posición, movimiento.

A partir de ello, organizar esta información, y brindar una respuesta adecuada.

Los impulsos se transmiten a partir de éstos receptores al Sistema Nervioso Central.

Neuronas

Tipos: motoneuronas, sensitivas, interneuronas.

Composición de una neurona: se compone de un cuerpo, y sus prolongaciones (dendritas – axones). Todas las neuronas poseen un axón.

El Sistema Nervioso Central se compone del encéfalo y la médula espinal.

El encéfalo se divide en: cerebro, cerebelo, mesencéfalo, protuberancia y médula.

1. Cerebro

Está separado en dos hemisferios por una cisura longitudinal.

La superficie de cada hemisferio presenta surcos o cisuras que circunscriben depresiones. Cada hemisferio cerebral se divide en cinco lóbulos: frontal, parietal, temporal, occipital, insula de Reil.

Estructura interna del cerebro

La superficie cerebral está formada por una sustancia blanca y otra gris que respeta la disposición que adoptan las neuronas.

Sustancia blanca: está constituida por fibras nerviosas mielínicas y neuroglia. Su coloración se debe a la mielina que rodea a los axones.

Sustancia gris: está formada por fibras nerviosas, cuerpos celulares y neuroglia.

Corteza cerebral: se trata de la sustancia gris que se encuentra en la superficie cerebral. Sus funciones abarcan: actividad motora, somestésica (sensitiva), visual, auditiva, olfatoria, gustativa.

Ganglios basales: son porciones de sustancia gris localizadas en el interior de cada hemisferio cerebral. Regulan la actividad motora junto con la corteza cerebral y el cerebelo.

Tálamo: elemento de sustancia gris que asienta en la profundidad de cada hemisferio cerebral, funciona como centro sensitivo.

Hipotálamo

Está situado por debajo del tálamo.

Sus funciones son:

a) producir las hormonas oxitocina y vasopresina;
b) regular la actividad de: la hipófisis anterior, el sistema nervioso autónomo, la temperatura corporal, el estado de vigilia y sensibilidad emocional, la ingesta de agua y alimentos.

2. Cerebelo

Desempeña un papel regulador en coordinación de la actividad muscular, el mantenimiento del tono muscular y la conservación del equilibrio.

3. Tallo cerebral

Está formado por el mesencéfalo, la protuberancia y el bulbo raquídeo.

Su función es la de controlar la actividad respiratoria, cardíaca, vasomotora, así como la tos, el estornudo, el hipo, el vómito, la succión, la deglución.

4. Médula espinal

Es una masa cilíndrica de tejido nervioso que se extiende en dirección caudal a partir del bulbo raquídeo. Se divide en 31 segmentos: 8 cervicales, 12 dorsales, 5 lumbares, 5 sacros, 1 coccígeo. Los nervios salen a lo largo de toda su longitud.

Estructura: la sustancia blanca ocupa la parte externa que rodea la sustancia gris. En un corte transversal de la médula, la sustancia gris presenta una disposición en forma de H.

Funciones:

- sustancia gris: centro reflejo, distribución para las vías sensitivas y motoras;
- sustancia blanca: vía conductora de impulsos para el encéfalo.

Meninges

Son membranas de tejido conectivo que recubren la médula y el encéfalo. Se componen de tres capas:

- superficial: duramadre;
- intermedia: aracnoides;
- interna: piamadre.

Sistema Vascular Cerebral

La vascularización sanguínea del encéfalo está constituido por cuatro grandes arterias: dos carótidas internas y dos vertebrales.

Sistema Nervioso Periférico

- *nervios espinales*: existen 31 pares de nervios espinales (8 cervicales, 12 dorsales, 5 lumbares, 5 sacros, 1 coccígeo).
- *unión nerviosa:* cada nervio se encuentra unido a la médula espinal mediante raíces anteriores (contienen fibras eferentes) y posteriores (contienen fibras aferentes).
- *plexo nervioso*: es una red nerviosa. Las divisiones primarias anteriores de los nervios espinales originan los plexos cervical, braquial, lumbar, sacro, pudendo.
- *nervios craneales*: los constituyen 12 pares craneales que nacen del cerebro, cada uno de ellos se designa con un nombre o una cifra en número romano.

Principales vías nerviosas

1. Vías descendentes

Son las encargadas de transmitir los impulsos procedentes de los centros superiores a los centros inferiores. Se dividen en dos grupos de fascículos:

a) piramidales o corticoespinales: relacionados con una actividad voluntaria consciente y específica.

b) extrapiramidales: relacionados con el control postural y la actividad voluntaria habitual.

2. Vías ascendentes

Conducen impulsos desde zonas inferiores del sistema nervioso a las zonas más altas (tálamo, corteza cerebral).

Patología

- neuralgia: afección dolorosa intermitente a lo largo del trayecto de un nervio,
- hiperestesia: aumento de la sensibilidad al tacto, dolor o a otros estímulos nerviosos;
- parálisis: pérdida de función muscular y/o de sensibilidad que aparece a consecuencia de una alteración en la inervación;
- hemiplejia: parálisis de un lado del cuerpo;
- paraplejía: parálisis que afecta las dos extremidades inferiores y la parte inferior del tronco.

Sistema nervioso autónomo

Es el sistema nervioso encargado de la inervación del músculo liso, cardíaco y de las glándulas del organismo. Solo consta de neuronas eferentes.

1. Sistema nervioso simpático

División del Sistema Nervioso Autónomo que abandona el Sistema Nervioso Central desde las porciones toracolumbares de la médula espinal. La estimulación simpática se asocia con un estado de hiperactividad y consumo de energía. Es importante para la preparación del organismo frente a una situación de emergencia o de lucha o huida.

2. Sistema nervioso parasimpático

División del sistema nervioso autónomo que sale del sistema nervioso central, a partir del tallo cerebral y porción sacra de la médula espinal. La estimulación del sistema parasimpático, se asocia con la reposición y la conservación de los depósitos energéticos del organismo al regular especialmente la actividad de los órganos digestivos.

Neurotransmisores

Sustancias de naturaleza química que transmiten los impulsos desde una neurona a otra, y entre la neurona postganglionar y el órgano efector.

1. acetilcolina: es el neurotransmisor que aparece en la unión entre las neuronas pre y postganglionar, tanto del sistema simpático como parasimpático;
2. noradrenalina: es el neurotransmisor de la sinapsis entre las neuronas postganglionares y el órgano efector del sistema simpático.
   - Se denominan drogas simpaticomiméticas y parasimpaticomiméticas a aquellas causantes de los mismos efectos tanto de un sistema como de otro.
   - Se denominan como drogas simpaticolíticas y parasimpaticolíticas a las que antagonizan los efectos tanto de un sistema como de otro.

Farmacología

1. Anestésicos locales

Son sustancias capaces de prevenir o anular el dolor, al causar un bloqueo reversible de la conducción nerviosa, impidiendo la generación de los potenciales de acción. Todas las fibras nerviosas del organismo son sensibles a los anestésicos locales.

Lidocaína: es el anestésico más utilizado. Posee acción rápida y es el más estable de todas las drogas anestésicas locales.

Bupivacaína: tiene una acción lenta pero de larga duración, de hasta 8 horas cuando se emplea para bloqueos nerviosos. Se la utiliza para producir bloqueo peridural contínuo durante el trabajo de parto.

Benzocaína: es un anestésico local de baja potencia y toxicidad, se lo usa exclusivamente como anestésico de superficie.

Drogas que actúan en la unión neuromuscular

La transmisión neuromuscular puede ser "incrementada" con drogas anticolinesterásicas, que inhiben la acetilcolinesterasa retardando la hidrólisis de la acetilcolina en el espacio sináptico.

La neostigmina y la piridostigmina se emplean en el tratamiento de la "miastenia gravis" y para revertir el bloqueo neuromuscular competitivo después de una intervención quirúrgica.

Drogas bloqueantes neuromusculares

Son usadas por los anestesistas para relajar los músculos esqueléticos durante las intervenciones quirúrgicas. La mayoría de las drogas bloqueantes neuromusculares clínicamente útiles, compiten con la acetilcolina por el receptor pero no inician la apertura del canal iónico, reduciendo las despolarizaciones de la placa motora, produciendo "parálisis fláccida".

Drogas autonómicas que actúan en la sinapsis colinérgicas

La acetilcolina liberada de las terminales nerviosas parasimpáticas postganglionares produce sus efectos sobre variados órganos efectores al activar los receptores muscarínicos. Los efectos de la acetilcolina son excitatorios, pero una excepción importante es el corazón, que recibe fibras colinérgicas inhibitorias del vago.

Los antagonistas muscarínicos bloquean los efectos de la acetilcolina por las terminales nerviosas parasimpáticas postganglionares. Las secreciones salivales, bronquiales y sudoríparas son las más sensibles al bloqueo. Dosis mayores del antagonista al bloquear el tono vagal en el corazón, producen dilatación de la pupila, parálisis de la acomodación y taquicardia. La atropina y la hioscina (escopolamina) se utilizan:

a) para reducir el espasmo intestinal y la secreción ácida gástrica;
b) en el parkinsonismo;
c) para prevenir la cinestosis (el mareo de los viajes en avión, barco);
d) para dilatar la pupila en los exámenes oftalmológicos;
e) para bloquear la bradicardia vagal e inhibir las secreciones bronquiales en anestesia.

Drogas anticonvulsivantes

La epilepsia es una enfermedad crónica en la que las crisis se producen como consecuencia de un impulso eléctrico anormal de las neuronas cerebrales.

Tipos de crisis:

- parciales o focales: se inician en un lugar específico del cerebro y se pueden limitar a convulsiones clónicas de una extremidad,
- generalizadas: son aquellas en las que no hay evidencia de una iniciación localizada, incluyen:

a) Gran mal: ataques tónico-clónicos, períodos de rigidez seguida por convulsiones masivas del cuerpo.
b) Petit mal: ausencias, cambios de la conciencia de muy corta duración.

Tratamiento: el objetivo es controlar las crisis.

- crisis tónico-clónicas: fenitoína, carbamazepina, oxcarbazepina, ácido valproico;
- crisis de ausencia: etosuximida; el ácido valproico y el clonazepam son alternativas;
- gran mal : diazepam o clonazepam intravenoso.

Drogas antiparkinsonianas

El parkinsonismo es una enfermedad de los ganglios basales caracterizados por aquinesia, rigidez muscular y temblor. Es progresivo y a menos que se administre un tratamiento efectivo, conduce a una creciente discapacidad. Se revelan en estos pacientes niveles muy reducidos de dopamina en los ganglios basales del cerebro

Tratamiento: precursores de la dopamina: levodopa, levodopa/benserazida, levodopa/carbidopa.

Analgésicos opioides

Son drogas que mimetizan los opioides endógenos al producir una activación prolongada de los receptores opiáceos, produciendo analgesia, depresión respiratoria, euforia y sedación.

Comprenden los naturales: morfina, codeína. Sintéticos: oxicodona, fentanilo, tramadol.

Psiquiatria

El diagnóstico de las enfermedades psiquiátricas debe reunir los criterios del DSM V (5ª Edición del Manual Diagnóstico y Estadístico de la Asociación Americana de Psiquiatría).

Farmacologia

Hipnóticos y ansiolíticos

Para el tratamiento farmacológico de los trastornos del sueño (hipnóticos) y los estados de ansiedad (ansiolíticos) se utilizan las benzodiazepinas y otros grupos químicos. Las benzodiazepinas además tienen acciones miorrelajantes y anticonvulsivantes.

Hipnóticos

La dificultad para conciliar el sueño es un trastorno cada vez mas frecuente, y aumenta por la reducción cerebral de melatonina en los pacientes gerontes. Benzodiazepinas: flunitrazepam, midazolam. Otros grupos químicos: zolpidem, zopiclona, eszopiclona. Son los más utilizados actualmente debido a su acción durante toda la noche y su buena tolerabilidad matinal.

Ansiolíticos

Muy recetados debido al estado de tensión y ansiedad de la vida diaria, tanto de causa afectiva como laboral. Benzodiazepinas: Comprenden cronológicamente: diazepam, clonazepam, lorazepam, bromazepam, alprazolam. Desde que el clonazepam fue indicado para el síndrome de pánico y como estabilizante de los trastornos del humor, se ha convertido en una de las drogas más utilizadas.

Antidepresivos

La depresión es una alteración del estado de ánimo que se puede manifestarse a cualquier edad, algunos de cuyos síntomas son: tristeza, mirada lejana, abatimiento, inexpresividad, aislamiento, etcétera.

Desde la aparición de los inhibidores selectivos de la recaptación de la serotonina (ISRS), este grupo de antidepresivos ha crecido notablemente en la prescripción, debido a su buena eficacia y su mejor tolerabilidad, comparada con los antidepresivos de generación anterior. Comprenden los ISRS: cronológicamente: fluoxetina, sertralina, paroxetina, citalopram, escitalopram. Los inhibidores selectivos de la recaptación de la serotonina y noradrenalina (ISRSNA) son venlafaxina, duloxetina.

Antipsicóticos

Los pacientes psicóticos y esquizofrénicos tienen un contacto alterado con la realidad, y habitualmente sufren visiones, alucinaciones y distorsiones del lenguaje.

Estos pacientes sido beneficiados por la aparición de psicofármacos, que han transformado estas enfermedades en crónicamente tratables, reduciendo al mínimo su internación en hospitales neuropsiquiátricos.

Comprenden los antipsicóticos atípicos: clozapina, olanzapina, risperidona, quetiapina, ziprasidona. Estas drogas también son usadas para otro trastorno muy frecuente, el llamado trastorno bipolar, donde las personas alternan períodos de manía o excitación con períodos de depresión.

Drogas para el trastorno por déficit de atención con hiperactividad (TDAH)

Son trastornos que se pueden observar en niños y adolescentes con problemas escolares o de aprendizaje.Tratamientos: atomoxetina, modafinilo, metifenidato.

Demencias

Son enfermedades en las que se deterioran la memoria y otras capacidades intelectuales con respecto al estado mental previo de una persona. La enfermedad de Alzheimer es la que más frecuente afecta a las personas. Tratamientos: galantamina, donapecilo, rivastigmina, memantina.

Antibióticos

Son sustancias producidas por diversas especies de microorganismos (bacterias, hongos) que neutralizan la proliferación de otros gérmenes y promueven su destrucción. Sin embargo, el uso común ha ampliado el término antibiótico, incluyendo antibacterianos sintéticos como las sulfonamidas y las quinolonas, que no son sintetizadas por microbios.

Clasificación y mecanismo de acción

Se consideran los siguientes grupos:

1) sustancias que inhiben la síntesis de la pared bacteriana: penicilinas y cefalosporinas, y otras como vancomicina, bacitracina, y los antimicóticos tipo imidazol (miconazol, ketoconazol, clotrimazol), triazoles como el itraconazol y fluconazol;
2) compuestos que afectan la permeabilidad y permiten la fuga de sustancias intracelulares: polimixina, y antimicóticos como la nistatina y anfotericina B;
3) sustancias que afectan la función de las subunidades ribosómicas 30S y causan inhibición reversibles de la síntesis proteica: cloranfenicol, tetraciclina y eritromicina;
4) compuestos que se unen a la subunidad 30S alterando la síntesis de proteínas: aminoglucósidos;
5) medicamentos que afectan el metabolismo del ácido nucleico: rifamicinas (por ejemplo: rifampicina) que bloquean el ARN polimerasa, y las quinolonas que inhiben la girasa;
6) Antimetabolitos: trimetroprin y las sulfonamidas que bloquean las fases metabólicas específicas;
7) Análogos de ácidos nucleicos: zidovudina, ganciclovir, aciclovir, que bloquean a las enzimas virales e impiden la replicación viral.
8) Inhibidores de las proteasas virales: Saquinavir, indinovir, etcétera.

Efecto antibacteriano

Los buenos resultados de un tratamiento antibiótico dependen de alcanzar una concentración de la droga en el sitio de la infección, y las dosis utilizadas deben ser suficientes para producir el efecto necesario. Si se logra lo anterior, se considera que el microorganismo es sensible al antibiótico.

Resistencia a las drogas antibacterianas

Si la concentración del antibiótico necesaria para destruir el microorganismo es mayor que la concentración que puede lograrse de manera inocua, se considera que existe resistencia al antibiótico.

Los mecanismos de resistencia incluyen:

a) la droga no llega a su objetivo, b) el fármaco es inactivado, c) se altera el objetivo.

La resistencia se adquiere por una *mutación* y se transmite en sentido *vertical*, a las células hijas.

Selección de una droga antimicrobiana

Los antibióticos se usan en dos formas generales, como terapéutica empírica y como fármacos definitivos.

Si se usan de manera empírica, el antibiótico debe atacar todos los microorganismos patógenos posibles porque no se ha realizado la identificación de los gérmenes. Sin embargo, una vez identificado el agente infectante habrá que emprender la antibióticoterapia definitiva con espectro preciso.

Interacciones farmacodinámicas entre antibacterianos

El uso simultáneo de dos antimicrobianos o más se recomiendan en situaciones específicamente definidas.

Las interacciones de su uso pueden tener consecuencias en los microorganismos y en el huésped. Las diversas clases de antiinfecciosos poseen efectos diferentes en los patógenos, y por ello un medicamento tiene la posibilidad de aumentar o inhibir la acción de otro simultáneo.

Indicaciones para la aplicación de combinaciones antibióticas

1) se utilizan para el tratamiento de infecciones bacterianas mixtas, o sea provocadas por dos ó más microorganismos;
2) terapéutica de infecciones graves de causa específica desconocida, donde no se han identificado o es imposible detectar un agente causal;
3) intensificación de la actividad antibacteriana o antiviral, en infecciones específicas por sinergia antimicrobiana;
4) prevención de la aparición de mutantes resistentes.

Algunos ejemplos de los mecanismos mencionados son:

- utilización de penicilina y estreptomicina contra endocarditis bacteriana;
- combinaciones de un β-lactámico como amoxicilina más un inhibidor de la β-lactamasa como clavulánico, sulbactam o tazobactam;
- uso de varios antimicrobianos en el tratamiento de la tuberculosis, para evitar resistencias.

Profilaxis de infecciones con antibióticos

Un gran porcentaje de los antibióticos se utilizan para evitar infecciones y no para combatir una enfermedad establecida.

Buenos ejemplos de dicha práctica incluyen: el uso de penicilina para evitar la infección por estreptococos grupo A, la prevención de gonorrea o sífilis luego del contacto con persona infectada, y la utilización intermitente de norfloxacina o trimetoprima-sulfametoxazol para evitar infecciones recurrentes de las vías urinarias.

También se utiliza la quimioprofilaxis en situaciones quirúrgicas, como la colocación de un implante protésico, ya sea de válvulas cardíacas o de dispositivos ortopédicos artificiales.

Consideraciones farmacocinéticas

Los resultados del tratamiento antibiótico dependen de lograr actividad antibacteriana en el sitio de la infección sin toxicidad notable para el huésped. El lugar donde se ubica la infección puede ser el elemento determinante para la vía de administración que se elija.

Con la terapéutica antibiótica debe buscarse la obtención de cifras antibacterianas de la droga en el sitio de infección durante el intervalo que media entre la administración de una u otra dosis. Es importante, además, conocer los mecanismos de eliminación de los fármacos. La mayoría de los antibióticos y de sus metabolitos son eliminados por los riñones. Se debe tener mucho cuidado a nivel renal con el uso de los aminoglucósidos y vancomicina. En el caso de drogas que se metabolizan por el hígado (eritromicina, cloranfenicol, metronidazol, clindamicina) se debe reducir la dosis en la insuficiencia hepática.

Vías de administración

En general, se prefiere la vía oral. Suele indicarse la parenteral en pacientes internados o en estado delicado, en quienes se necesitan alcanzar concentraciones predecibles del fármaco.

Antibióticos β-lactámicos

Penicilinas

Las penicilinas son un grupo de antibióticos de estructura química del anillo β-lactámicos cuyas características son la de tener acción bacteriana y producir pocos efectos adversos. La penicilina apareció, cuando en 1929 Alexander Fleming descubrió de forma casual en su laboratorio, que algunas colonias de estafilococos se eliminaban cuando el cultivo se contaminaba con el hongo *Penicillium* y llamó a esa sustancia penicilina.

En 1941 los continuadores de Fleming pudieron extraer y purificar la penicilina del hongo. La penicilina impide la formación de la pared bacteriana. Su acción consiste en bloquear el último paso de la síntesis de la pared. Solo puede ser administrada por vía parenteral.

Espectro: presenta actividad contra bacterias gram positivas y cocos gram negativos, pero posee poca eficacia en bacilos gram negativos.

Indicaciones: tratamiento de infecciones producidas por estreptococos, neumococos en zona donde no existe resistencia, sífilis, difteria, gonococo, etc., así como en la profilaxis de la fiebre reumática.

Reacciones de hipersensibilidad: Es su efecto secundario más importante, puede oscilar desde una leve urticaria, hasta un cuadro de shock anafiláctico con angioedema, broncoespasmo y edema laríngeo.

Penicilinas de espectro medio

Son aminopenicilinas semisintéticas con mayor actividad sobre bacterias gram negativas, manteniendo a la vez la eficacia sobre bacterias gram positivas.

Son las que más se emplean en la práctica clínica. Se encuentran: ampicilina, amoxicilina, etcétera. Para obviar el problema de la resistencia bacteriana, pueden asociarse con inhibidores de las β-lactamasas (la amoxicilina al ácido clavulánico y la ampicilina al sulbactam).

Penicilina de amplio espectro

Se describen la carbenicilina, ticarcilina, piperacilina, mezlocilina, etc.

Cefalosporinas

En 1945, Giuseppe Brotzu, Profesor de Bacteriología de la Universidad de Cagliari, encuentra que las aguas marinas de la bahía de Cagliari, sorprendentemente estaban libres de bacterias patógenas. Entoces aisla el hongo *Cephalosporium acremonium*, cuyo extracto crudo se mostraba activo frente a bacterias gram positivas y gram negativas. Posterormente, se realizó la síntesis de cefalosporinas semisintéticas a partir del anillo z-aminocefalosporínico.

Clasificación

Se clasifican según su orden de aparición histórico en:

1ª generación: cefalotina, cefalexina, cefaclor, cefradoxilo;

2ª generación: cefuroxima, cefamandol;

3ª generación: cefatoxina, cefixima, cefatriaxona;

4ª generación: cefipirona, cefepima.

Su evolución ha marcado una mayor actividad frente a gram negativos, a cambio de reducir su actividad frente a gram positivos.

Uso clínico

Se utiliza en buena parte de las infecciones respiratorias bajas, otorrinolaringológicas, de piel y tejidos blandos, etc. Sus ventajas son la comodidad posológica, la reducción del número de dosis y la potencia comparable a otros antibióticos inyectables.

Estreptomicina

Es útil en la endocarditis bacteriana junto a la penicilina, ya que producen un efecto sinérgico contra cepas de enterococo, estreptococcus del grupo D y del grupo viridans. Otra aplicación importante es su uso contra la tuberculosis, ya que el micobacterium es muy sensible a la estreptomicina.

Macrólidos

Eritromicina: fue el primero de un grupo de moléculas muy utilizadas a nivel de infecciones respiratorias, tanto pediátricas como en adultos.

Farmacodinamia: Posee acción bacteriostática. Puede ser bactericida a altas concentraciones o cuando ataca organismos muy sensibles.

Indicaciones: Tiene acción sobre bacterias gram (+), algunas gram (-) incluyendo Legionella. Se la utiliza especialmente en infecciones de las vías respiratorias. Tiene utilidad en pacientes alérgicos a la penicilina en anginas por estreptococo beta hemolítico

Nuevos Mácrólidos

Azitromicina

Es uno de los antibióticos más recetados, para el tratamiento de las infecciones respiratorias y otorrinolaringológicas.

Farmacodinamia: es la primera molécula de una nueva clase de mácrólidos llamados sálidos, con acción bacteriostática. Puede ser bactericida en altas concentraciones

Farmacocinética: posee una prolongada vida media 11 a 57 horas. Su eliminación se realiza por vía biliar y muy poco por vía renal.

*Indicaciones: a*ctúa sobre bacterias gram (+), algunas gram(-) incluyendo *Legionella, Haemophilus*, *Moraxella catarrhalis*, *Clamydia trachomatis*, *Neisseria gonorrehae*, etc.

*Posología: v*ía oral en adultos, 500 mg por día durante 5 días. También se la recomienda en dosis de 500 mg el 1° día, y luego 250 mg por día durante 5 días. Con esta posología se obtiene una cobertura antiinfecciosa de diez días.

Claritromicina

Surgió después de la anterior y también se ha convertido en un antibiótico preferido para las vías respiratorias y otorrinolaringológicas.

Farmacodinamia: similar a la azitromicina.

Farmacocinética: difiere con la anterior en su vida media, en este caso es de 3 a 7 horas.

Indicaciones: similar a la azitromicina.

Posología: Vía oral adultos, 250 mg-500 mg cada 12 hs. Con comprimidos de liberación controlada 500 mg cada 12 hs. La duración del tratamiento se estima en 7 a 10 días.

Sulfonamidas, Trimetroprima-Sulfametoxazol

Las sulfonamidas (sulfametoxazol) se utilizan especialmente en el tratamiento de infecciones urinarias, en combinación con trimetroprina, la aparición de resistencia ha limitado su uso. Además se las suele utilizar en otitis, bronquitis, sinusitis, y neumonía por pneumocytis, un parásito que coloniza el pulmón de los pacientes con HIV/SIDA.

Quinolonas

Por su amplio espectro de actividad antimicrobiana contra bacilos gramnegativos, estafilococos y cocos gramnegativos, constituyen una clase importante de antibióticos. Son de uso frecuente en infecciones urinarias, prostatitis, enfermedades de transmisión sexual, osteomielitis y diarrea bacteriana.

El representante clásico de este grupo es la norfloxacina que se presenta en comprimidos de 400 mg

Acción farmacológica: bactericida; las fluoroquinolonas actúan intracelularmente inhibiendo la DNA girasa, una enzima bacteriana esencial que es crítica en la duplicación, transcripción y separación del DNA bacteriano.

Indicaciones: Infecciones bacterianas del tracto urinario del adulto, altas y bajas, complicadas y no complicadas producidas por gérmenes previamente definidos como sensibles a la norfloxacina (por ej.: *Citrobacter freundii, Enterobacter cloacae, Escherichia Coli, Kleibsiella pneumoniae, Proteus mirabilis, especies de Proteus indol-positivo, Pseudomonas aeruginosa, Staphylococcus epidermis*). Prostatitis bacteriana.

Uretritis gonocóccica y endocervical producida por Neisseria Gonorrhoeae productores de penicilinasa y gonorrea no complicada, tanto masculina como femenina. Gastroenteritis bacteriana producida por Escherichia coli entero toxigénica, especies de Salmonella, Shigela.

Posología: infecciones urinarias complicadas o no complicadas: 400 mg cada 12 horas durante diez a veintiún días; prostatitis: 400 mg cada 12 horas durante veintiocho días; gonorrea o uretritis gonocóccica: 800 mg, dosis única; gastroenteritis bacteriana: 400 mg cada ocho o doce durante cinco días.

Otras quinolonas

La ciprofloxacina es una quinolona muy potente en comprimidos de 500 mg, utilizada no solo en vías urinarias, sino también en infecciones intrahospitalarias con su forma inyectable.

La levofoloxacina, en comprimidos de 250, 500 y 750 mg para una sola toma diaria, puede utilizarse en infecciones respiratorias, genitourinarias y de piel y partes blandas.

Aminoglucósidos

Inhiben la síntesis proteínica de los microorganismos en niveles bactericidas. A pesar de ser relativamente tóxicos en comparación con otro tipo de antibióticos, siguen siendo útiles más bien en el tratamiento de infecciones causadas por bacterias gram negativas. Este grupo lo forman: kanamicina gentamicina, tobramicina, amikacina, metilmicina y neomicina.

Espectro antibacteriano

Actúan especialmente contra bacilos gram negativos, sobre todo contra una bacteria intranosocomial como la Pseudomonas aeruginosa. Además actúan contra Staphylococcus aureus y epidermidis. Asociadas con penicilinas o vancomicina eliminan los enterococos y estreptococos.

Carbapanems

Son antibióticos β-lactámicos derivados de un metabolito producido por Streptomyces cattleya, caracterizados por estar dotados de un gran poder bactericida, una gran estabilidad frente a las β-lactamasas y un buen perfil de seguridad.

El primer carbapanem disponible en el mercado fue imipenem – cilastatina, que se convirtió en uno de los más útiles para el tratamiento de múltiples infecciones graves, especialmente intrahospitalarias (infecciones con bacterias multiresistentes). Luego se introdujo el meropenem. Las carbapanems producen una muerte celular rápida al unirse a las proteínas fijadoras de las penicilinas e inhibir la síntesis de la pared celular.

Infectología

Introducción

Las enfermedades infecciosas conforman un grave problema de salud pública por su frecuencia y elevada mortalidad asociada. En los países en vías de desarrollo son la primera causa de muerte. A nivel pediátrico el 45% de las consultas obedecen a procesos infecciosos. Las infecciones intrahospitalarias por otra parte, aumentan dramáticamente la morbilidad y la mortalidad, especialmente en pacientes críticos.

Definición de Infección

Es la reacción que se produce en el organismo ante la penetración de gérmenes patógenos capaces de provocar alteraciones internas, y a veces la muerte.

Clásicamente, los microorganismos se han clasificado en patógenos estrictos o primarios, que proceden de una fuente exógena y patógenos oportunistas que aprovechan déficit defensivo del huéped.

Actualmente, se observa un aumento de pacientes susceptibles de padecer un cuadro infeccioso por: aumento de la expectativa de vida, pacientes oncológicos que sobreviven mayor tiempo, diabéticos, enfermos de HIV/SIDA, unidad de diálisis, cirugías más agresivas, utilización de dispositivos intravasculares y material protésico, técnicas de diagnóstico más invasivas.

En estos pacientes se dan una serie de factores como alteración de la barrera defensiva cutáneo-mucosa, alteraciones de la fagocitosis, déficit de la inmunidad celular y humoral, pérdidas de reflejos, procesos crónicos, etc.

Los recién nacidos y los ancianos son grupos que en si mismo presentan una marcada predisposición a las infecciones.

Signos y síntomas

La fiebre es la manifestación crucial en el enfermo infectado y a menudo constituye la única forma de presentación.

La temperatura corporal normal oscila entre 36,5°-37°C. Hay diferencias según el lugar donde se toma: 36,5°C en axila, 37,2°C en la boca y 37,7°C en el recto.

La fiebre de origen infeccioso generalmente llega a los 39°-40°C. Se acompaña de escalofríos. El pulso y el ritmo respiratorio se encuentran acelerados proporcionalmente con la elevación de la temperatura. Con frecuencia aparecen mialgias, artralgias y cefaleas. Aparece sudoración aumentada y esto puede llevar a deshidratación y/o hipotensión arterial.

En la piel pueden encontrarse lesiones debidas a la acción directa de los microorganismos. Otros elementos del examen físico incluyen, adenomegalias (aumento del tamaño de los ganglios linfáticos), hepatomegalia y/o esplenomegalia (aumento de tamaño del hígado y/o del bazo respectivamente).

Exámenes complementarios

Dentro de los análisis de sangre, una eritrosedimentación alta y el aumento de glóbulos blancos, especialmente neutrófilos, sugieren infección bacteriana.

La neutropenia o disminución de glóbulos blancos se ve en la infección viral. Si hay linfocitos o aumento de linfocitos puede sospecharse mononucleosis infecciosa.

Junto al estudio de función renal, hepática, de la orina y de las pruebas de diagnóstico por imágenes, la confirmación de infección se hará siempre mediante el laboratorio de microbiología con los cultivos y antibiogramas necesarios.

Características clínicas

Las enfermedades infecciosas son la consecuencia patológica de la relación que se establece entre el huésped y un microorganismo.

La infección puede circunscribirse a una zona, afectar varios órganos o afectar toda la economía. Las manifestaciones dependientes de la entrada y la multiplicación local se identifican fácilmente cuando toman una región visible o palpable de la economía, pero cuando afecta a estructuras profundas solo pueden ser detectadas mediante técnicas especiales. Luego se produce la invasión de microorganismos a nivel general por diseminación por vía linfática o directamente en sangre, afectando diferentes órganos o sistemas.

Bacteriemia: significa la presencia de bacterias en sangre, que se pone de manifiesto por el aislamiento de ellas en los hemocultivos.

Sepsis: es la aparición de una respuesta inflamatoria sistémica del huésped ante la invasión de microoganismos. Es un síndrome de respuesta inflamatoria sistémica.

Shock séptico: es la sepsis asociada a hipotensión arterial con hipoperfusión de los tejidos.

Infecciones estreptocóccicas

Los estreptococos son bacterias aerobias gram positivas. Pertenecen al género streptococcus que incluye más de 20 especies identificadas, la mayoría patógenos para el hombre.

Faringoamigdalitis estreptocóccica beta hemolítica del grupo A

Es la causante más importante de la faringoamigdalitis bacteriana aguda y también es causa de diferentes infecciones cutáneas y sistémicas, potencialmente muy graves. Algunas cepas pueden ocasionar dos complicaciones tardías: la fiebre reumática que puede dañar las válvulas cardíacas, y la glomerulonefritis aguda postestreptocóccica.

Es muy habitual en edad escolar. La infección se transmite por vía aérea, y aumenta hasta un 20% en los meses fríos. Cursa con fiebre repentina y dolor de garganta. La exploración muestra edema, enrojecimiento, exudado purulento de las amígdalas (amigdalitis pultácea) en más de la mitad de los casos. Los ganglios linfáticos cervicales y de la mandíbula se palpan y duelen al tacto.

Tratamiento

Penicilina g benzatínica 1.200.000 UI intramuscular que mantiene niveles terapéuticos durante tres a cuatro semanas. Por vía oral, penicilina V 250.000 UI cada 6 horas o amoxicilina 875 mg cada 12 horas durante 10 días. En alérgicos a la penicilina, azitromicina o clarotromicina vía oral.

Infecciones por estafilococo

El S. aureus es el principal patógeno humano del género Staphylococcus. Suele encontrarse en cualquier superficie cutánea y en mucosas. Particularmente importante es su predisposición a colonizar las fosas nasales, desde donde va a piel causando infecciones. Cuando se producen traumatismo que alteran las superficies epiteliales el germen puede alcanzar planos profundos, y dar lugar a abscesos locales. Si los mecanismos defensivos locales no son eficaces, S. aureus pasa al torrente sanguíneo, distribuyéndose por toda la economía.

La toxoinfección alimentaria estafilocóccica es un cuadro grave producida por la enteroxina B de una cepa de S. aureus crece en alimentos contaminantes. Los síntomas habituales aparecen generalmente en varios pacientes a la vez, dos a seis horas después de una comida (salsas y cremas): náuseas, vómitos, cólicos y diarreas.

Tratamiento

Antibióticos cefalosporínicos de primera generación, la asociación amoxicilina- clavulánico y las quinolonas. En caso de infecciones multiresistentes intrahospitalarias se aconseja el uso de vancomicina.

Gastroenteritis bacterianas

Fiebre tifoidea

Infección endemoepidémica causada por *Salmonella tiphy* (posee endotoxinas). Los síntomas clínicos son fiebre, bradicardia, esplenomegalía, erupción de la piel y lesiones intestinales. Las bacterias se encuentran en materia fecal y orina, alimentos, agua de pozos ciegos, frutas y verduras.

Tratamiento: cloranfenicol durante 14 días, ampicilina.

Salmonelosis

Infección intestinal aguda producida por el consumo de alimentos contaminados con *salmonella tiphy,* especialmente aves, huevos, ganado vacuno y cerdo. Su localización en ileon y colon, provoca una respuesta inflamatoria, causando fiebre, vómitos y diarrea.

Tratamiento: las fluoroquinolonas son el tratamiento de elección.

Cólera

Es una infección específica aguda endemoepidémica producida por la bacteria vibriocholerae, que produce endotoxinas que afectan al íleon, y se manifiesta por diarrea difusa, cólicos, vómitos, deshidratación, oliguria, pudiendo llegar hasta el shock hipovolémico. El contagio habitual se debe a agua y alimentos contaminados. Presenta diarrea moderada o enterocolitis fulminante, llegando a la rápida deshidratación y colapso circulatorio, sino se toman las medidas de reposición líquida.

Tratamiento: reposición de líquidos por vía intravenosa, y antibióticos como las tetraciclinas para la eliminación del vibrión cólera.

Enfermedad por enterobacterias

Las enterobacterias son bacilos gram negativos que residen en el colon del hombre sin causar enfermedad. A menudo causan infecciones oportunistas en pacientes debilitados.

Escherichia coli

Las infecciones más frecuentes debido a E. coli son las urinarias, pero también pueden originar infecciones de las vías biliares, peritonitis, neumonía, gastroenteritis.

Tratamiento: la gastroenteritis por E. coli no precisa casi nunca de antibioticoterapia, y solo requiere una hidratación adecuada.

Klebsiellas, Enterobacter, Serratia

La infección por este grupo de enterobacterias produce fundamentalmente infecciones intrahospitalarias. Origina especialmente bacteriemias, infecciones urinarias, neumonías.

Tratamiento: Klebsiella: aminoglucósidos, y debido a la aparición de cepas resistentes, uso de amoxicilina, clavulánico, piperacilina, tazobactam, y las carbapenems. *Enterobacter:* uso de carbapenems, debido a gran resistencia a los antibióticos betalactámicos. *Serratia*: cefalosporina de tercera generación y aminoglucósidos (amkasina).

Enfermedad por bacterias que producen toxinas

Difteria

Es una infección bacteriana aguda causada por el *corynebacterium diphteriae*, que presenta la formación de una pseudomembrana fibrinosa sobre la mucosa de la vía respiratoria, pudiendo la toxemia producir la degeneración de los nervios periféricos, de los riñones, de los músculos, de las suprarenales y del corazón. *Tratamiento*: aislamiento y administración de antitoxina diftérica. La inmunización activa con la triple vacuna bacteriana está incluida en el plan nacional de vacunación escolar obligatorio.

Coqueluche o tos ferina

Infección bacteriana endémica casusada por el bacilo *bordetella pertussis* que aparece antes de los dos años de edad. Presenta tos de tipo paroxística o espasmódica, con un estridor agudo prolongado en la inspiración.

Tratamiento: antibióticoterapia, expectorantes, y globulina hiperinmune pertussis.

Tétanos

Es una enfermedad infecciosa aguda, muy grave, que se caracteriza por espasmos tónicos intermitentes de los músculos voluntarios y convulsiones con trismus de contractura muscular. El agente infectante es el *clostridium tetani* que segrega exotocinas, capaces de penetrar el sistema nervioso central y los nervios motores periféricos, y que una vez fijadas en esos tejidos no pueden ser neutralizado. El período de incubación de la enfermedad es de alrededor de dos semanas. Se describe también el tétanos neonatal por la contaminación del cordón umbilical, y lo que se ve en adictos a drogas de uso intravenoso.

Tratamiento: Inmunizados: Inmunoglobulina antitetánica más dosis del toxoide por vía forma intramuscular. No inmunizados: primera dosis de inmunoglobulina, luego dos dosis de toxoide. Profilaxis: Vacuna triple bacteriana DPT, según plan nacional de vacunación.

Enfermedades causadas por micobacterias

Tuberculosis

Causada por el *micobacterium tuberculosis* o bacilo de Koch. De carácter transmisible, puede tener una evolución aguda o crónica y afecta especialmente los pulmones. El contagio se produce por la inhalación – ingestión o por inoculación directa del bacilo. Es una patología de tipo infiltrante e inflamatoria, que provoca la formación de tubérculos, caseificación, fibrosis y calcificación.

Se la puede detectar con una prueba de Mantoux o reacción intradérmica tuberculínica. (Si es la medición de la induración en el área inoculada, si mide más de 10 mm es positiva). Cursa con fiebre, tos, pérdida de peso, hemoptisis, dolor torácico.

Tratamiento: quimioterapia con tres o cuatro drogas (isoniacida, estreptomicina, etanbutol, nicotibina) durante 18 a 24 meses.

Profilaxis: se realiza con la vacunación intradérmica obligatoria BCG según plan nacional de vacunación obligatoria.

Enfermedades sistémicas por hongos

Llamadas micosis profundas oportunistas, cuyos exponentes más frecuentes son candidiasis, aspergilliosis, noocardosis y criptococcosis. Tienen una evolución crónica y algunas son de carácter endémicas. Se localizan a nivel de la dermis, hipodermis, pulmones y órganos internos.

Tratamiento: anfotiricina B, fluconazol.

Enfermedades por protozoos

Enfermedad de Chagas

Enfermedad crónica causada por el *Tripanosoma Cruzi*. Se transmite por la picadura de la vinchuca, un insecto hematófago que se encuentra especialmente en las casas de barro y paja, en el norte y noroeste de nuestro país.

La vía de contagio es la tegumentaria o conjuntival, digestiva (leche o alimentos con deyecciones de las vinchucas), o por transfusión de sangre.

El cuadro clínico se compone de fiebre, hepatoesplenomegalia, linfadenopatía.

La forma crónica presenta alteraciones cardíacas (miocarditis) alteración del sistema nervioso central, megaesófago y megacolon. El diagnóstico se realiza con la prueba de Machado-Guerreiro.

Tratamiento: benznidazol y nifurtimox para niños y adultos.

Toxoplasmosis

Enfermedad parasitaria provocada por el *toxoplasma gondii* que afecta al hombre y al animal. Se localiza en el sistema retículo endotelial del músculo y del sistema nervioso. Comienza con la ingestión de alimentos contaminados por los gatos, que se eliminan por materia fecal en forma de esporogonias. En el hombre se convierten en merozoitos y se convierten en quistes. La toxoplasmosis congénita neonatal, se adquiere por vía placentaria y puede provocar el aborto, concoriorretinitis crónica, calcificación intracerebral, convulsiones, trastornos psicomotores, hidro o microcefalia,

Tratamiento: pirimetamina y espiramicina. Los corticoides son útiles en las formas oculares.

Enfermedad de dudosa etiología

Mononucleosis infecciosa

Enfermedad infectocontagiosa aguda que afecta a niños y adultos jóvenes, con fiebre, quebrantamiento general, linfadenopatía generalizada y esplenomegalia. En la sangre encontramos aumento de monocitos. El diagnóstico de certeza se realiza con la prueba Monotest, y la aglutinación de Paul-Bunell.

Tratamiento: sintomático, con reposo, antitérmicos y control médico.

Enfermedades de transmisión sexual (ETS)

Gonorrea

Producida por *Neisseria gonorrea*, principalmente en las membranas del aparato genitourinario, recto y cervix uterino con posible extensión hematógena a las serosas y sinoviales.

Tratamiento: penicilina G procaína 2.400.000 U, vía intramuscular, norfloxacina, tetraciclina.

Sífilis

Producida por el *treponema pallidum*. Cursa con fase aguda con lesiones cutaneomucosas, inflamación y supuración a nivel del glande y del pene (chancro). Su evolución se divide en tres fases:

a) fase infecciosa que comprende la sífilis primaria, secundaria y latente precoz;
b) fase tardía afectando corazón, sistema nervioso central;

c) fase tardía con ausencia de lesiones externas y reacciones negativas en el líquido cefalorraquídeo, con serología positiva en sangre (reacción VDRL). Los pacientes que no son tratados pasan por las tres fases.

Tratamiento: penicilina. Hay buena experiencia con la azitromicina.

Enfermedades virales

Los virus son los agentes infectantes más pequeños (no se ven al microscopio óptico). Son partículas moleculares intracelulares con un núcleo central de ácido nucleico y una cubierta externa de proteína. Dependen de las células (bacterianas, vegetales y animales) para su replicación. Su difusión se realiza a través del hombre ya sea por excreciones respiratorias y entéricas. El diagnóstico de las enfermedades virales es difícil, la mayoría se realiza de pruebas retrospectivas (aislamiento o pruebas serológicas) o por la microscopía inmunofluorescente.

Tratamiento y profilaxis: no son afectados por los antibióticos, solo pueden utilizarse cuando hay riesgo de sobreinfección por bacterias o para prevenir complicaciones. Gran parte de las enfermedades virales más comunes son prevenidas con vacunas.

Enfermedades virales exantematosas

Sarampión

Causada por un mixovirus. Cursa con fiebre, tos, conjuntivitis, erupciones en la mucosa bucal o labial. Además rash cutáneo macopapilar de extensión progresiva. El contagio se realiza por secreciones bronquiales y por las gotitas de Pflugge. El tratamiento incluye cobertura antibiótica para evitar complicaciones infecciosas cuando aparece el exantema, antipruriginosos locales, y en caso de encefalitis, uso de corticoides.

Rubéola

Enfermedad exantemática y contagiosa. El agente es un mixovirus que se transmite por rinofaringe a partir de secreciones buconasales.

Tratamiento: antipruriginosos, analgésicos, y cobertura antibiótica de las complicaciones. En el embarazo puede provocar el aborto o producir defectos congénitos.

Varicela

Cursa con erupciones en brotes, y que se caracteriza por máculas, pápulas, vesiculas y costras. El virus infectante se encuentra en el líquido de las vesículas dentro de las cuarenta y ocho horas de aparecida la erupción.

Tratamiento: reposo, antipruriginosos, y evitar las infecciones secundarias con la administración de antibióticos.

Viruela

Enfermedad viral aguda, muy contagiosa, con brusca sintomatología y erupción cutánea progresiva (deja cicatrices permanentes). La vacunación mundial, provocó su desaparición en muchas zonas. Actualmente no se vacuna.

Enfermedades virales respiratorias

Comprenden el resfriado común, la influenza o gripe, y el adenovirus. La gripe estacional y la gripe A, son muy extensivas en los meses invernales. Provoca gran ausentismo laboral y escolar. Cursan con fiebre, dolores musculares, astenia y decaimiento. Si se complican con neumonía pueden producir la muerte. El cuadro dura alrededor de 10 días. Los grupos más afectados son los niños, los gerontes, y los que padecen enfermedades crónicas.

Tratamiento: oseltamivir y zanamivir. Vacuna antigripal estacional que renuevan anualmente sus cepas según la OMS todos los años. Vacuna contra gripe A.

Enfermedades virales del sistema nervioso central

Poliomielitis o parálisis infantil: infección viral aguda cuya complicación mayor es la parálisis fláccida de diversos grupos musculares. El virus involucrado es un enterovirus poliovirus (tipo I), que se disemina por vía fecal orofaríngea.

Prevención: vacunación obligatoria con Sabin oral.

Rabia

Es una zoonosis originada en animales salvajes y domésticos, que se contagia por mordeduras en el hombre. Produce irritación del sistema nervioso central, parálisis y muerte. El virus neurotropo (nervios periféricos, médula espinal, cerebro) se encuentra presente en la saliva del animal infectado. La muerte sobreviene por asfixia, agotamiento o parálisis general.

Tratamiento: lavado de la zona afectada por la mordedura y vacuna antirrábica. En exposiciones graves, suero antirrábico.

Encefalitis

Provocada por bacterias, virus. Los agentes más comunes son los enterovirus, arbovirus, mediante vectores como los mosquitos y garrapatas. Cursa con fiebre coma y/o muerte.

Tratamiento: reposo absoluto, dieta y corticoides.

Enfermedades virales generales

Parotiditis

Causada por un mixovirus presente en la saliva. El contagio es directo, se presenta en niños de 5 a 15 años. Afecta sobre todo la parótida, provocando su inflamación dolorosa. Puede afectar otros órganos como testículos, páncreas y encéfalo.

Tratamiento: sintomático.

Fiebre amarilla

Producidad por un arbovirus que se transmite por la picadura del mosquito hembra Aedes aegypti. Existe en África, América Central y Sudamérica. Comienza con fiebre de hasta

40°C. Puede complicarse con bradicardia, oliguria, albuminuria, hematemesis, ictericia, hemorragias. Presenta alta mortalidad.

Tratamiento: sintomático. Profilaxis con vacuna previos a los viajes a zonas endémicas.

Dengue

El virus es transmitido por el mosquito *Aedes aegypti*, que se cría en el agua acumulada en recipientes y objetos en desuso. Predomina en África, Sudamérica, Centroamérica y México. Cursa con fiebre de aparición súbita que dura 3 a 7 días, acompañada de dolor de cabeza, de las articulaciones y de los músculos. Una variedad grave es el dengue hemorrágico que produce pérdida de sangre por trastornos de la coagulación, y a veces colapso circulatorio.

Tratamiento: no se dispone de vacuna. Se recomienda el uso de repelentes antimosquitos adecuados, aplicados durante el día en las zonas de la piel no cubiertas por la ropa.

HIV-SIDA

Síndrome de inmunodeficiencia adquirida humana provocado por el virus HIV, un retrovirus que se contagia por contacto sexual y por transmisión parenteral (sangre, jeringas y agujas infectadas).

Constituye una epidemia mundial que ha ido creciendo especialmente en los países subdesarrollados. El virus destruye las células de defensa del organismo (linfocitos), produce inmunodepresión y lleva a que los pacientes se infecten con las denominadas infecciones oportunistas: virus, bacterias, hongos, etcétera. La fiebre es un síntoma frecuente, y presenta alta mortalidad.

Prevención: no existe todavía una vacuna. Se sigue jerarquizando la prevención del contagio sexual con el uso de preservativos, además de otras medidas preventivas (no compartir jeringas, evitar el contacto con sangre, etcétera).

Tratamiento: la evolución ha cambiado con la aparición de "cócteles" de drogas denominadas antiretrovirales. Desde la aparición del primero, zidovudina (AZT) y desde la introducción de los inhibidores de las proteasas, el HIV/SIDA se ha convertido en crónicamente tratable:

a) inhibidores nucleósidos de la transcriptasa inversa: zidovudina, didasnosina, satavudina, tenofovir, zalcitabina, etcétera;
b) inhibidores no nucleósidos de la transcriptasa inversa: nevirapina, efavirenz, etravirina, etcétera;
c) inhibidores de la transcriptasa combinados: lamivudina/abacavir, lamivudina/abacavir/zidovudina, neviparina/lamivudina/zidovudina, etcétera.
d) inhibidores de la proteasa: indinavir, fosamprenavir, ritonavir, saquinavir, nelfinavir, etcétera;
e) nueva generación: enfuvirtida.

Bibliografía

- Curtis H.E., Sue Barnes N., Scneck A., Flores G.: Biología. Sexta edición en español. Editorial. Panamericana. 2000
- Cingolani H., Houssay A.: Fisiología Humana de Bernardo H. Houssay. Editorial El Ateneo: I,II,II y IV. Sexta edición. 1989.
- www.vademecum.es
- Goodman y Gilman: Las Bases Farmacológicas de la Terapéutica. Novena Edición. Editorial Panamericana. 1996.
- Alegre J.C., Parafioriti E., Rothlin R.P.: Farmacología I. Guía de T.P 1 A 5. Farmacocinética. Farmacodinamia. Farmacología Clínica. Revisión y Actualización de la 2º Edición de la Guía de Trabajos Prácticos del Prof. José Tessler. 1996.
- Massry S., Glassock R.: Nefrología. Tomos 1,2. Editorial Panamericana.1985.
- Cecil R., Loeb R., Beeson P., Mc Dermott W.: Tratado de Medicina Interna. Tomos I, II. 14ª edición. Editorial Interamericana. 1977.
- www.medscape.com
- Esper J., Madoery R.: Examen físico cardiovascular. Editorial Promedicina. 1987.
- Jones H.W, Wentz A.C., Burnett L.S.: Tratado de Ginecología de Novak. 11ª edición. Interamericana. 1991
- www.nejm.org